三分钟高血压健康疗法

针对高血压人群的日常健康疗法

健康疗法

陈广垠/编著

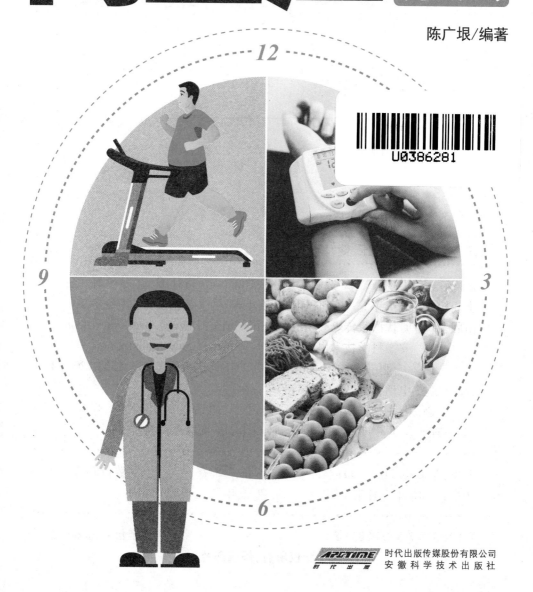

时代出版传媒股份有限公司

安徽科学技术出版社

图书在版编目(CIP)数据

三分钟高血压健康疗法 / 陈广垠编著. --合肥:安徽
科学技术出版社,2019.7
ISBN 978-7-5337-7855-2

Ⅰ.①三… Ⅱ.①陈… Ⅲ.①高血压-治疗
Ⅳ.①R544.105

中国版本图书馆 CIP 数据核字(2019)第 043946 号

SANFENZHONG GAOXUEYA JIANKANG LIAOFA

三 分 钟 高 血 压 健 康 疗 法 　　　　　　　陈广垠　编著

出 版 人:丁凌云　　　选题策划:徐浩瀚　　　责任编辑:黄　轩　王　霄
责任校对:戚革惠　　　责任印制:廖小青　　　装帧设计:渔冬冬
出版发行:时代出版传媒股份有限公司　 http://www.press-mart.com
　　　　　安徽科学技术出版社　　　　 http://www.ahstp.net
　　　　　(合肥市政务文化新区翡翠路 1118 号出版传媒广场,邮编:230071)
　　　　　电话:(0551)63533330
印　　制:北京柯蓝博泰印务有限公司　　　电话:(010)89565888
(如发现印装质量问题,影响阅读,请与印刷厂商联系调换)

开本:710×1010　1/16　　　　印张:13.75　　　　字数:188 千
版次:2019 年 7 月第 1 版　　　　2019 年 7 月第 1 次印刷

ISBN 978-7-5337-7855-2　　　　　　　　　　　　定价:26.80 元

高血压是一种常见病、多发病，是人类健康的"无声杀手"及最大威胁之一。据统计，在 20 世纪 50 年代，我国高血压发病率为 5.9%，70 年代为 8%，90 年代为 12%。而到了现在，我国高血压的发病率高达 22%。也就是说，我国现在约有 2 亿人患高血压，其中每 10 个人中就有约 2 个人患高血压。可见，高血压的发病率一直居高不下。

从表面上看来，高血压似乎是一种独立存在的疾病。其实不然，它是引发心脑血管和肾脏病变的重要危险因素，会引发较严重的心脏病、脑卒中、心肌梗死和肾功能衰竭等高血压并发症。因此，对高血压的早期诊断、早期治疗显得尤为重要。

随着我国人口基数的增加和人口老龄化的加速，高血压患者还在不断增多。高血压已成为严重威胁健康的疾病，许多年轻人过早就得了高血压。因此，高血压已成为我国重大公共卫生问题，高血压防治工作已迫在眉睫、刻不容缓。

本书从七个方面来探讨高血压的健康疗法，第一章通过讲解高血压的基础知识，使读者科学认识高血压；第二章介绍了高血压的西医治疗方法；第三章讲述了高血压的饮食调理法；第四章阐述了运动降压法；第五章讲解了中医降血压的方法；第六章指出好的情绪对高血压的影响；第七章列举了高血压的一些急救处理方法。

本书内容丰富翔实、方便实用，可谓是一部高血压防治宝典。本书还结合广大读者的需要，以科学严谨、通俗易懂的文字，将权威的治疗高血压的方法奉献给广大患者，是寻常百姓家庭防治高血压的理想读物。阅读本书，将帮助读者拥有健康的主动权。

本书难免会存在一些错误或不妥之处，敬请广大读者提出宝贵意见。

编 者

目 录 Contents

目 录

第一章 轻松了解高血压

三分钟 **高血压** 健康疗法

第四章 三分钟运动降压

第五章 三分钟中医降血压

第六章　情绪好才能身体好

第七章　高血压急救措施

三分钟 高血压 健康疗法

目 录

第一章

轻松了解高血压

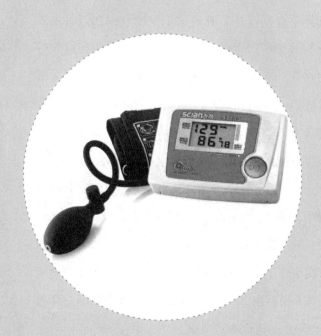

高血压的基本常识

认识高血压

1 什么是血压

随着人们保健意识不断增强,大家对自己的健康越来越关心。很多人开始关心自己的血压是否正常,是不是患有高血压。在介绍高血压之前,我们先了解一下什么是血压。

所谓血压,是指血液在血管内流动时,作用于血管壁的压力,它是推动血液在血管内流动的动力。具体来说,就是心脏通过不停地收缩和舒张来推动血液流动,这种由心脏收缩和舒张所产生的压力,通过血液作用到血管壁上,就形成了血压。血压值用血压计在肱动脉上测得的数值来表示,以毫米汞柱(mmHg)或千帕斯卡(kPa)为单位(1mmHg≈0.133kPa)。平时说的血压是指动脉血压,包含收缩压和舒张压。收缩压是指心脏在收缩时,血液对血管壁的侧压力;舒张压是指心脏在舒张时,血管壁上的侧压力。

如果成人收缩压≥160毫米汞柱(21.3千帕),舒张压≥95毫米汞柱(12.6千帕),为高血压;血压值在上述两者之间,即收缩压在141~159毫米汞柱(18.9~21.2千帕),舒张压在91~94毫米汞柱(12.1~12.5千帕),为临界高血压。诊断高血压时,必须多次测量血压,至少有连续两次舒张期血压的平均值在90毫米汞柱(12.0千帕)或以上才能确诊为高血压。仅一次血压升高者尚不能确诊,但需随访观察。

正常人的血压随年龄增长而增高,成人男子血压较女子稍高,老年人之间男女血压差别较小。正常人的血压并不是恒定不变的,在不同时间测量的血压读数往往有所不同，有时差异还相当大，其原因是受测者自身内在血压自然变异和外界环境因素影响，或者是存在测量误差。

血压形成与哪些因素有关呢？第一个因素是充盈度，指血液在血管内的充盈度，充盈度取决于血量与循环系统容量之间的相对关系。第二个因素是心脏射血，这是产生血压的能量来源。心室肌收缩所做功的一部分用于推动血液流动，是血液的动能；另一部分形成对血管壁的侧压，即产生血压，这部分是势能。第三个因素是外周阻力，如无外周阻力，心室收缩释放的能量将全部表现为动能，即不会有势能的形式对血管壁产生血压。上述三者就是影响血压的主要因素。

心脏是一个强有力的肌肉器官，它就像一个水泵，日夜不停地、有节律地搏动着。心脏一张一缩，使血液在循环器官内川流不息。正常的血压是血液循环流动的前提，血压在多种因素调节下保持正常，从而提供给各组织器官足够的血量，以维持正常的新陈代谢。血压过低或过高（低血压或高血压）都会造成严重后果，血压消失是死亡的前兆，这都说明血压有极其重要的生物学意义。

② 什么是高血压

高血压是一种严重危害人类健康的常见病、多发病，是指在静息状态下动脉收缩压和/或舒张压增高（≥140/90 毫米汞柱），可伴有心脏、脑和肾脏等器官功能性或器质性改变的疾病。如果患者过去诊断为高血压，在服用降压药物的情况下，血压虽然低于140/90 毫米汞柱，但依然为高血压。高血压绝大多数是原发性的，约5%继发于其他疾病（如慢性肾炎等），称为继发性或症状性高血压。高血压是引起动脉粥样硬化、脑卒中、冠心病的重要危险因素，也是心力衰竭的重要原因。高血压属于中医学头痛、眩晕范畴，以头痛眩晕、时发时止，或头重脚轻、步履不稳、血压升高为特征。

高血压发病较慢，早期基本没有症状，多数人是体检时被发现的。有的患者会出现头晕、头痛、耳鸣、失眠、乏力等症状，但症状的严重程度与血压的高低往往不一致。由于人体的重要脏器（心、脑、肾）的血液供给是靠一定的

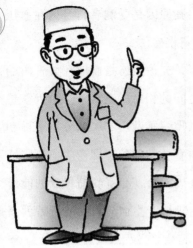

血压来灌注的，所以高血压的最大危害就是会造成心、脑、肾的损害。例如脑卒中（脑梗死、脑出血、短暂的脑动脉供血不足）的发生与血压的数值呈正相关，即血压越高，脑卒中的发生率越高，如果血压降低 6 毫米汞柱，脑卒中的发生率则减少 34%。与血压正常的人相比，高血压患者的心力衰竭的危险至少增加 6 倍；舒张压每降低 5 毫米汞柱，终末期肾脏疾病的危险性至少降低 25%。

据统计，我国现在约有 2 亿人患有高血压，平均 4 个家庭中就会有 1 人患有血压。为提高广大群众对高血压危害健康严重性的认识，引起各级政府、各个部门和社会各界对高血压工作的重视，动员全社会都来参与高血压预防和控制工作，普及高血压防治知识，增强全民的自我保健意识，卫生部决定自 1998 年起，将每年的 10 月 8 日定为全国高血压日。

高血压是世界上最常见的心血管疾病，常引起心、脑、肾等器官的并发症，严重危害着人类的健康。因此，提高对高血压病的认识，对早期预防、及时治疗有着极其重要的意义。

3 血压标准

世界卫生组织（WHO）建议使用的血压标准是：

正常成人收缩压应≤140 毫米汞柱（18.6 千帕），舒张压≤90 毫米汞柱（12 千帕）。

根据血压升高的不同，高血压分为Ⅲ级：

Ⅰ级高血压（轻度）：收缩压 140～159 毫米汞柱，舒张压 90～99 毫米汞柱。

Ⅱ级高血压（中度）：收缩压 160～179 毫米汞柱，舒张压 100～109 毫米汞柱。

Ⅲ级高血压（重度）：收缩压≥180毫米汞柱，舒张压≥110毫米汞柱。

单纯收缩期高血压：收缩压≥140毫米汞柱，舒张压＜90毫米汞柱。

高血压病分期：

第一期：血压达确诊高血压水平，临床无心、脑、肾损害征象。

第二期：血压达确诊高血压水平，并有下列一项者：

①体检、X线、心电图或超声心动图示左心室扩大。

②眼底检查，眼底动脉普遍或局部狭窄。

③蛋白尿或血浆肌酐浓度轻度增高。

第三期：血压达确诊高血压水平，并有下列一项者：

①脑出血或高血压脑病。

②心力衰竭。

③肾功能衰竭。

④眼底出血或渗出，伴或不伴有视神经盘水肿。

⑤心绞痛、心肌梗死、脑血栓等病的形成。

4 易患高血压的人群

①父母、兄弟、姐妹等家属有高血压病史者。

②肥胖者。

③过分摄入盐分者。

④过度饮酒者。

⑤神经质、易焦躁者。

 高血压的常见症状

　　高血压是一种常见的疾病，尤其"青睐"中老年人。这种疾病给患者的生活带来了很大的影响。那么，高血压常见的症状表现有哪些呢？一般患了高血压会有什么感觉呢？高血压的发病症状可轻可重，按起病缓急和病程进展，可分为缓进型高血压和急进型高血压，以缓进型高血压多见。

1 缓进型高血压

（1）无任何症状

有许多人患了高血压却没有任何症状，高血压之所以被人们称作"无声的杀手"，就是这个原因。因为人们没有不适症状，所以不去检查，也就不知道自己患了高血压。这也是高血压病让人放松警惕的一个重要原因。

（2）头晕

头晕为高血压最多见的症状。有些是一过性的，常在突然下蹲或起立时出现，有些是持续性的。头晕是患者的主要痛苦所在，其头部有持续性的沉闷不适感，严重地妨碍思考、影响工作，使患者对周围事物失去兴趣。当出现高血压危象或椎－基底动脉供血不足时，可出现与内耳眩晕症类似的症状。但头晕症状并不是高血压患者所特有的，许多其他因素也会引起头晕。例如睡眠不足、低血压、贫血、上呼吸道感染、精神原因等。

（3）头痛

高血压引起头痛的情况相对较少。一般来讲，年轻的高血压患者头痛多表现为偏头痛；而中老年高血压患者头痛多表现为前额、后枕部痛，也可为全头痛，低头或屏气用力可使头痛加重。头痛的性质多为沉重的压迫性痛、间歇性钝痛、胀痛及搏动性痛，有时为持续性痛，一般程度不严重。随着血压升高或降低，头痛会加重或减轻。如果高血压头痛为持续而剧烈的全头痛，则表示病情非常严重，需要立即就医。

（4）头部紧箍感

这是高血压患者尤其是年轻患者常见的症状，患者会感觉自己仿佛戴了一顶很紧的帽子，有时候还会伴随眼睛酸胀等感觉。

（5）后颈僵硬感

这也是高血压患者常见的症状之一。患者一般会主诉"脖颈子发硬"。有的人会因此以为是颈椎有毛病，于是挂了骨科号，去拍颈椎片，结果没查出问题，或者查出颈椎问题但治疗了效果也不明显，原因就在于他们没有意识到这是高血压的症状。因此，这一症状具有误导性，需要引起患者和医务人员的注意。

（6）烦躁、心悸、失眠

高血压患者性情多较急躁、敏感、易激动。心悸、失眠较常见，失眠多为入睡困难或早醒、睡眠不实、噩梦纷纭、易惊醒。这与大脑皮层功能紊乱及自主神经功能失调有关。

（7）注意力不集中，记忆力减退

早期多不明显，但随着病情发展而逐渐加重。因颇令人苦恼，故常成为促使患者就诊的原因之一。患者主要表现为注意力容易分散，近期记忆减退，而对过去的事，如童年时代的事情记忆犹新。

（8）肢体麻木

常见手指、足趾麻木或皮肤如蚁行感或项背肌肉紧张、酸痛。部分患者常感手指不灵活。一般经过适当治疗后可以好转，但若肢体麻木较顽固，持续时间长，而且固定出现于某一肢体，并伴有肢体乏力、抽筋、跳痛时，应及时到医院就诊，预防脑卒中发生。

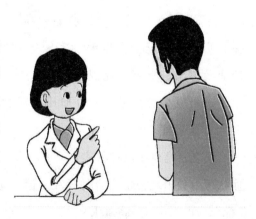

（9）出血

由于高血压可致动脉硬化，使血管弹性减退、脆性增加，故血管容易破裂出血。其中以鼻出血多见，其次是结膜出血、眼底出血、脑出血等。据统计，在大量鼻出血的患者中，大约80%患高血压。需要注意的是，一旦患者出现鼻出血或其他出血症状，一定不能轻视，要赶紧就医。

（10）耳鸣

有些高血压患者会出现耳鸣症状。一般出现这种症状提示血管已经受到明显影响，出现了毛细血管供血不足的情况。

（11）视物模糊

这一症状不常见，一般见于血压很高的患者，通常由神经盘水肿引起，表示病情严重，需立即就医。

（12）胸闷

一般见于高血压病史较长的患者，是由于高血压造成心脏负担过重引起的，也表明心脏已经受到影响，是病情严重的表现。

② 急进型高血压

急进型高血压也称"恶性高血压"，占高血压患者的1%，可由缓进型突然转变而来，也可直接发病。急进型高血压可发生在任何年龄，但以30～40岁最为多见。血压明显升高，舒张压多在17.3千帕（130毫米汞柱）以上，有乏力、口渴、多尿等症状。视力迅速减退，眼底有视网膜出血及渗出，常有双侧视神经盘水肿，迅速出现蛋白尿、血尿及肾功能不全，也可发生心力衰竭、高血压脑病和高血压危象，病程进展迅速，患者多死于尿毒症。

总之，高血压的症状表现多样，从无任何症状到非常严重的症状，这些症状可单独出现，也可合并存在。但无论如何，这些表现都是表面现象，是"标"，而"本"是高血压。

高血压对人体的危害

高血压在生活中比较常见，多见于中老年人，很多人因为高血压的症状表现如头痛、心悸气短、肢体麻木等，给生活带来了很多不便，也给身体造成了伤害。而除了这些症状之外，血压升高还是多种疾病的导火索，会使冠心病、心力衰竭及肾脏疾患等疾病的发病风险增高。因此，提高对高血压的认识，对早期预防、及时治疗有着极其重要的意义。

1 前期危害

头痛：部位多在后脑，并伴有恶心、呕吐等症状。若经常感到头痛，而且很剧烈，同时又恶心作呕，就可能是向恶性高血压转化的信号。

眩晕：女性患者出现较多，可能会在突然蹲下或起立时有所感觉。

耳鸣：双耳耳鸣，持续时间较长。

心悸气短：高血压会导致心肌肥厚、心脏扩大、心肌梗死、心功能不全，这些都是导致心悸气短的症状。

失眠：多为入睡困难、早醒、睡眠不踏实、易做噩梦、易惊醒。这与大脑皮质功能紊乱及自主神经功能失调有关。

肢体麻木：常见手指、脚趾麻木或皮肤如蚁行感，手指不灵活。身体其他部位也可能出现麻木，还可能感觉异常，甚至半身不遂。

2 中后期危害

对血管的损害：高血压加重全身小动脉硬化，使心、脑、肾等重要器官发生缺血、缺氧，从而导致功能受损；形成动脉粥样硬化，容易造成血管出现血栓；还可形成动脉瘤，一旦血压骤升，血管瘤破裂，即有生命危险。

对心脏的损害：血压偏高使心脏负荷加重，易发生心室肥大，进一步导致高血压性心脏病、冠心病、心力衰竭、心律失常。

对大脑的损害：脑血管出现缺血（例如脑梗死）、出血（如脑出血），都可能导致身体残疾，甚至死亡。这些发生在大脑里的疾病主要是由长期血压升高导致的。而且很多情况下，这些疾病发生前，有的患者不舒服的感觉并不是很明显。流行病学调查显示，收缩压升高 10 毫米汞柱，脑卒中的发生率增加 50%；舒张压升高 5 毫米汞柱，脑卒中的发生率增加 46%。

对肾脏的损害：血压增高以后，全身小动脉血管收缩、痉挛，长期痉挛的血管内膜会发生玻璃样变化，损伤血管壁，使胆固醇等容易沉积在血管壁上，血管壁增厚、变硬，管腔狭窄。肾小动脉、肾小球都可发生上述损害与变化，导致肾脏缺血、肾小球萎缩、细小动脉纤维化，进一步发展，则肾单位也发生纤维化玻璃样变，肾皮质变薄。由于肾单位破坏过多，肾功能受损，最终会发展为尿毒症。

3 高血压的并发症

高血压是严重危害人们健康的常见疾病之一，其危害不容小觑，但是许多患者因缺乏应有的自我保健意识，不注意定期监测血压，使得高血压得不到及时有效的控制，心、脑、肾三个重要的生命器官就会受到致命性打击，从而产生严重的并发症。

（1）冠心病

长期的高血压可加剧动脉粥样硬化的形成和发展。冠状动脉粥样硬化会阻塞血管腔，冠状动脉功能性改变会导致心肌缺血、缺氧、坏死而引起冠心病。冠状动脉粥样硬化性心脏病是动脉粥样硬化导致器官病变的最常见类型，也是严重危害人类健康的常见病。

（2）脑血管病

脑血管病又称"脑卒中"，包含脑出血、脑血栓、脑梗死、短暂性脑缺血发作。其病势凶猛，且致死率极高；即使不致死，大多数也会致残，是急性脑血管病中最凶猛的一种。高血压患者血压越高，脑卒中的发生率也就越高。高血压患者的脑动脉硬化到一定程度时，再加上一时的激动或过度的兴奋，如愤怒、突然事故的发生、剧烈运动等，会使血压急骤升高，脑血管破裂出血，血液便溢入血管周围的脑组织，诱发脑卒中。

（3）高血压心脏病

高血压患者的心脏改变主要是左心室肥厚和扩大，心肌细胞肥大和间质纤维化。高血压导致心脏肥厚和扩大，称为高血压心脏病。高血压心脏病是高血压长期得不到控制的一个必然趋势，最后可能会因心脏肥大、心律失常、心力衰竭而影响生命安全。

（4）高血压脑病

主要发生在重症高血压患者中。由于过高的血压超过了脑血流的自动调节范围，脑组织因血流灌注过多而引起脑水肿。临床上以脑病的症状和体征为特点，表现为弥漫性严重头痛、呕吐、意识障碍、精神错乱，严重的甚至会出现昏迷和抽搐的症状。

（5）慢性肾功能衰竭

高血压与肾脏损害可以相互影响，形成恶性循环。一方面，高血压会引起肾脏损伤；另一方面，肾脏损伤会加重高血压病。一般到高血压的中后期，肾小动脉发生硬化，肾血流量减少，肾浓缩小便的能力降低，此时会出现多尿和夜尿增多现象。急骤发展的高血压可引起广泛的肾小动脉弥漫性病变，导致恶性肾小动脉硬化，从而迅速发展成为尿毒症。

（6）高血压危象

高血压危象在高血压早期和晚期均可发生，紧张、疲劳、寒冷、突然停服降压药等诱因会导致小动脉发生强烈痉挛，导致血压急剧上升。高血压危象发生时，会出现头痛、烦躁、眩晕、恶心、呕吐、心悸、气急以及视力模糊等严重的症状。

（7）猝死

猝死是临床上最为紧急的状态。它表现为忽然发生呼吸、心跳停滞，意识丧失，死亡率非常高。高血压因左心室负荷增加，致左心室肥厚，易患心律失常、冠心病，是猝死的高危因素。冠心病猝死约占全部心血管病猝死的90%。

4 更年期高血压的危害

（1）更年期高血压会造成心脏负担加重，引起高血压心脏病，逐渐引起心力衰竭，部分患者可合并冠心病、心绞痛、心律失常，甚至产生危及生命的心肌梗死。

（2）更年期高血压会导致肾小球动脉硬化、肾脏缺血，出现蛋白尿、管型尿、夜间尿量增多、多尿，甚至肾功能不全、尿毒症等。

（3）更年期高血压会导致脑动脉硬化、血管痉挛，导致脑缺血和脑动脉血栓的形成，也可以出现高血压脑病，这时患者可出现脑出血、呕吐、失语、偏瘫等症状，且智力减退，记忆力差，易疲劳，痴呆或精神异常，甚至昏迷和死亡。

（4）更年期高血压会导致眼底动脉硬化，引起眼底出血或有渗出物而严重影响视力，严重的导致失明。

更年期高血压是属于特殊人群的高血压，临床症状较多，严重影响患者的正常工作、生活质量和身体健康。由于更年期高血压的危害很大，所以要及时发现、及时治疗，同时要注重更年期的生活调养，纠正生活中的不良习惯，还可以经常做一些有氧运动。

高血压的常见病因

高血压的发病原因迄今尚未明确，普遍认为是在一定的遗传背景下由于多种环境因素参与使正常血压调节机制失代偿所致。自从 X 综合征（微血管性心绞痛）的概念被提出以后，关于胰岛素抵抗引起高血压的研究受到更多的关注，高胰岛素血症可以增强交感神经活性，诱发水钠潴留，抑制血管舒张因子的释放，增加血管收缩因子的释放等，从而使血压升高。

除了有家族遗传性之外，饮食过咸、肥胖、运动不足、饮酒等也是造成高血压的重要因素。不过，这些因素对高血压的影响程度分别有多大，至今没有明确的说法。从这个意义上说，高血压不应该被看作是一个独立的病症。有的人少吃盐血压可以降下来，有的人却毫无变化；有人认为肥胖的人血压高，但也有许多肥胖者血压正常；有人认为纤瘦的人不可能血压高，可偏偏也有不少患高血压的瘦人。

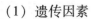 与发病有关的因素

（1）遗传因素

60%的高血压患者有家族史。目前认为是多基因遗传所致，30%～50%的高血压患者有遗传背景。

（2）精神和环境因素

长期的精神紧张、激动、焦虑，受噪声或不良视觉刺激等因素也会引起高血压的发生。

（3）年龄因素

发病率有随着年龄增长而增高的趋势，40岁以上者发病率高。

（4）生活习惯因素

膳食结构不合理，如过多的钠盐、低钾饮食、大量饮酒、摄入过多的饱和脂肪酸均可使血压升高。吸烟可加速动脉粥样硬化的过程，为高血压的危险因素。

（5）药物的影响

避孕药、激素、消炎止痛药等均可影响血压。

（6）其他疾病的影响

肥胖、糖尿病、睡眠呼吸暂停低通气综合征、甲状腺疾病、肾动脉狭窄、肾实质损害、肾上腺占位性病变、嗜铬细胞瘤、其他神经内分泌肿瘤等，也会引起高血压的发生。

2 血压调控机制

由于多种因素都可以导致血压升高。心脏泵血能力加强（如心脏收缩力增加等），使每秒钟泵出血液增加，从而引起血压升高，这是第一个因素。第二个因素是大动脉失去了正常弹性，变得僵硬，当心搏泵出血液时，不能有效扩张，每次心搏泵出的血流通过比正常动脉狭小的空间，导致压力升高。这就是高血压多发生在动脉粥样硬化导致动脉壁增厚的老年人群中的原因。由于神经和血液中激素的刺激，全身小动脉可暂时性收缩，同样也会引起血

压的增高。可能导致血压升高的第三个因素是循环中液体容量增加，常见于肾脏疾病。由于肾脏不能充分从体内排出钠盐和水分，体内血容量增加，进而导致血压增高。

同理，如果心脏泵血能力受限、血管扩张或过多的体液丢失，都可导致血压下降。这些因素主要是通过肾脏功能和自主神经系统（神经系统中自动地调节身体许多功能的部分）的变化来进一步调控的。

高血压患者生活中的注意事项

高血压患者在紧张、疲劳、寒冷、突然停服降压药等诱因刺激下，小动脉发生强烈痉挛，可导致血压急剧上升，具有一定危险性。老年人身体抵抗力没有年轻人强，故对于高血压要格外重视。那么，在日常生活中要注意哪些问题呢？

1 避免身体受凉

在气温降低的时候，血压很容易急剧升高。当遇到寒冷刺激时，体内的肾上腺分泌增多，血液循环加快以抵御寒冷。然而，肾上腺素增多会使血管收缩，从而引起血压明显上升。气温的降低对高血压患者来说需要提高警戒，如疏忽大意，就极容易导致高血压患者出现脑卒中、急性心肌梗死、心力衰竭等并发症，危及患者的健康甚至生命。老年高血压患者对环境温度变化的耐受性明显降低。因此，高血压患者尤其是老年人应在冬季做好保暖工作，特别是四肢和头面部的保暖。

2 保持心态的平和

"气死周瑜""笑死牛皋"的故事足以说明情绪对人体影响程度之大。情绪激动、烦躁易怒的人往往容易患上高血压。情绪变化是引起血压突然升高的最常见原因。高血压患者常会在情绪激动之后感到种种不适，比如头晕、耳鸣、心慌、乏力等。生气、着急、惊恐可使血压突然升高，过分高兴也会使血压突然升高。心理医学研究表明，生活中的坏事和好事都会引起情绪激动，导致血压升高。因此，高血压患者要豁达开朗，勿急勿躁，喜怒哀乐都要有度。

3 注意合理膳食

高血压患者的饮食以清淡为宜，应坚持低盐、低脂、高蛋白的原则。食盐的摄入量每日不超过 10 克，最好是 5 克左右。盐可以让味蕾得到大大的满足，尤其是一些年轻人喜欢吃的火锅、泡菜里就含有大量的盐分。然而，过量的盐摄入会导致不良的生理反应并引起某些疾病，特别是高血压。这是因为盐的主要成分是钠，当钠摄入过多时，会使血液中的钠含量增多，为维持渗透压平衡，会有相应的水分滞留于血液中，从而导致血容量增多，血压上升。同时，还会引起血管平滑肌细胞的水肿，血管腔变窄，进而引起血压上升。所以，高血压者要注意控制盐的摄入。

从防治高血压的角度看，每日对食盐的最佳摄入量应该是多少呢？多数医学研究认为，理想的摄入量为 1.5～2.3 克/日，但这样的目标似乎不太现实。世界卫生组织提出成人盐摄入量 <5 克/日，根据我国的国情，中国高血压联盟提出成人盐摄入量 <6 克/日。

限制动物脂肪和胆固醇的摄入，主要食用植物油，这样有利于预防动脉粥样硬化，也便于控制血压。摄入适量蛋白质，除摄入谷物提供的蛋白质外，还应吃牛奶、瘦肉、鱼类等食品。同时，多食富含钾的食物，如蔬菜、水果，以补充维生素和调节体内电解质平衡，保证大便通畅。一定量的钾、钙摄入可降低老年人心血管系统对钠盐的敏感性，从而降低血压。

4 远离烟酒

长期吸烟饮酒，也会导致血压出现异常。过量烟酒是导致脑卒中的重要原因。烟酒可直接刺激人体的中枢神经，使心率加快、血压升高，这对患有高血压、动脉硬化的中老年人来说是非常危险的。因此，中老年人均应戒烟戒酒，以防不测。

5 适度进行体育锻炼

高血压、冠心病患者都要在力所能及的范围内进行体育锻炼。适当的运动可以扩张血管，降低血压，锻炼心肌，减轻体重。运动也不能过于剧烈，要量力而行，如练气功、打太极拳、散步等，气功尤其适合高血压患者练习。练气功，首先要排除杂念，心身放松，这有利于降压。但中重度高血压的患者，就应将运动量减少些。如果有严重心律不齐，心动过缓，或频发心绞痛等症状时，就不要勉强去运动，等治疗后症状消失了，再在医生指导下选择合适的运动项目进行锻炼。

6 起居规律，劳逸结合

高血压患者应做到起居有常，劳逸结合。有规律的、科学的生活方式可以维持血压平稳，劳累过度会使血压升高，病情加重。还要注意每晚睡眠保证6～8小时，起床时宜缓不宜急，洗漱用温水，坚持每晚睡前用热水泡脚，洗后按摩下肢的足三里和脚掌的涌泉等穴位，既可强身，又起到降压作用。

7 坚持服用降压药物，切忌自行停药

药物是治疗高血压的主要手段。高血压患者应按医嘱坚持服用降压药，使血压逐步控制在正常范围内。值得注意的是，不要因血压降下来了就突然停药，否则会导致血压出现反跳而发生高血压危象。在治疗期间，患者要学会自测血压，根据血压高低来调整药物剂量，防止血压降得过低而发生脑卒中。在应用降压药物的过程中，患者在坐下、站起时，动作应尽量缓慢。

8 坚持测血压

坚持经常测血压，不要放松对血压的监测观察。能经常自测血压最好，不能自测者也应每3～5日去诊所测一次血压，最长间隔不要超过1周。如果发现血压随气温骤变，波动明显时，间隔时间就要相应缩短些。

9 避免久坐

现如今，上班族的活动空间越来越小，大部分人每日长时间坐在椅子上；

青少年喜欢打游戏，在电脑前一坐就是大半天。体育活动严重缺乏，使身体功能减退，脂肪堆积，体重增加，血压升高。

10 控制体重

避免超重与肥胖不仅是为了美观，肥胖尤其是大量脂肪堆积于腹部的向心性肥胖，是产生高血压与心脏病的重要原因。脂肪里含有大量对身体有害的物质，损害心血管和身体重要器官，也是引发高血压的重要原因。

 # 高血压的治疗方法

1 治疗目的及原则

降压治疗的目的是减少高血压患者心、脑血管病的发生率和死亡率。

降压治疗的原则是确立血压控制目标值。不同人群的降压目标不同，一般患者的降压目标为140/90毫米汞柱以下，对合并糖尿病或肾病等高危患者，应酌情降至更低。另外，高血压常常与其他危害心、脑血管的危险因素并存，例如高胆固醇血症、肥胖、糖尿病等，故治疗措施也应该是综合性的。

2 治疗方针

（1）改善生活习惯。

（2）长期、有效地控制血压。

（3）血压控制标准个体化。

（4）预防或逆转心、脑、肾等器官的损害。

（5）减少心、脑、血管疾病的发生。

（6）多重心血管危险因素协同控制。

3 治疗方法

高血压病的治疗内容分两个方面，即非药物治疗和药物治疗，二者相辅相成。

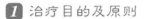

（1）一般治疗

①劳逸结合，保持足够而良好的睡眠可以避免和消除紧张情绪，适当使用安定剂（如地西泮2.5毫克，口服），避免过度的脑力和体力负荷。对轻度高血压患者，经常进行一定的体育锻炼（如练气功和打太极拳）有助于血压恢复正常，但对中重度高血压患者或已有靶器官损害表现的第一、第二期高血压患者，应避免剧烈运动。

②减少钠盐摄入（盐＜6克/日），维持足够的钾、钙和镁的摄入。

③多吃蔬菜、水果，少吃高脂肪食物。

④控制体重。肥胖的轻度高血压患者，通过减轻体重使血压降至正常；肥胖的中重度高血压患者，可同时进行减轻体重和降压药物治疗。

⑤控制动脉硬化的其他危险因素，如吸烟、酗酒、血脂增高等。

⑥保持积极、轻松的心态。

（2）降压药物治疗

一般来说，高血压属于慢性病，大部分患者需要进行长期的药物治疗，有效控制血压到目标水平（一般来说要求血压低于140/90毫米汞柱），这样不仅可以减少心脑血管事件，如防止脑卒中、冠心病、心力衰竭和肾病的发生及进展，同时也可以有效降低死亡风险。

当高血压病情不严重时，可以用单一的药物从小剂量开始治疗，这样不仅可以了解患者对某种药物的疗效和耐受性的反应，又可以将不良反应降到最低。如小剂量疗效不佳，则可加大剂量或换药（对于老年患者尤其要缓慢降压）。如果血压还是无法控制，就要考虑多种药物联合治疗。

（3）手术治疗

对绝大多数高血压患者来说，采用降血压药物治疗，配合健康的生活方式，如饮食低盐、低脂、低胆固醇，禁烟限酒，控制体重，防寒保暖，锻炼身体，心情愉悦等，均能较好地控制血压。但对于继发性高血压而言，血压往往长期居高不下，药物治疗很难奏效，用手术方法通常可达到较好的效果。

继发性高血压患者约占全部高血压患者的5%，由某些特定的病因引起。对于使用降压药效果不明显者，应到医院去做细致检查，确诊病情又适宜手术者，应尽早手术治疗，术后血压大多可恢复正常。需要手术治疗的高血压病，常见的有以下几种：

①原发性醛固酮增多症：醛固酮是一种激素，如果它明显增多，人体内的水和钠会大量潴留，从而引发高血压等一系列症状。除有高血压表现外，常伴尿量增多，特别是夜尿多，还有突发性四肢无力、举足艰难，甚至完全瘫痪。引起原发性醛固酮增多症的原因以肾上腺皮质腺瘤最多，约占84.5%，最好的解决方法就是手术切除腺瘤。

②肾血管性高血压：也可称为"肾动脉狭窄高血压"，医学上又称之为"大动脉炎"。肾动脉狭窄后可造成肾脏缺血，会激活肾素－血管紧张素－醛固酮系统，导致肾脏内的球旁细胞肾素合成和分泌增多，产生较多的肾素。这种物质最终可转变为血管紧张素，引起动脉收缩，使血压升高。该病患者血压很难控制，易形成顽固性高血压。引起肾动脉狭窄的原因，一是动脉粥样硬化斑块增生，二是大动脉炎。前者多见于老年人，后者则多发于年轻人。由肾动脉狭窄引起的肾血管性高血压，可发生于任何年龄，但30岁以下者较多见。

对肾血管性高血压患者来说，使用降血压药物治疗效果不佳，由于基本病因没有解除，所以无效，特别是舒张压居高不下。如果采用手术治疗，因解除了病因，所以可收到立竿见影的效果。手术方法主要为肾动脉重建术。常见的有动脉内膜切除术、腹主动脉－肾动脉搭桥术、肾动脉狭窄段切除术、自体肾移植术、肾动脉球囊扩张－内支撑成形术等。这些手术有一定的缺点，但早期进行手术可缓解血压升高，达到根治的目的。

肾血管性高血压的临床表现：

a. 突然发生高血压，并迅速发展为急进性高血压；

b. 由良性高血压突然变为急进性高血压；

c. 年龄在30岁以下发生高血压而原因未明；

d. 腹部、腰部受伤后或原因未明的腹痛后发生高血压；

e. 舒张压常在 100 毫米汞柱以上，视力下降；

f. 经常出现不明原因的头晕。

③皮质醇增多症：这类高血压患者血压高且身体肥胖，特别是背部肥胖明显，而四肢相对较瘦小，脸胖而圆，形似满月；女性月经紊乱，男性可发生阳痿。

④嗜铬细胞瘤：由于肿瘤分泌儿茶酚胺类物质而引起血压升高。这种高血压的特点是呈阵发性，就是血压突然升得很高，此时患者可出现剧烈头痛、心慌、出汗等症状。这种高血压可反复发生，尤其在挤压腰、腹等肿瘤所在部位时，可引起高血压的急性发作。

⑤甲亢：血压有一定升高，多伴有易饿多食、消瘦、心慌、突眼、颈粗大等症状。

（4）中医疗法

①中药疗法：高血压病属于中医的"眩晕""头痛""不寐"等病症范畴。中医认为原发性高血压的病机特点为虚实夹杂，虚在肝肾亏虚、精血不足，实在肝阳上亢、气滞血瘀、痰浊内阻等，治疗上多采用平肝潜阳、化痰熄风、补益肝肾的治疗方法。由于该病的形成与先天体质、精神状况、生活环境、饮食习惯等多种因素有关，所以常需持续服药治疗才能使病情稳定。

为了便于大家了解，下面就为大家详细介绍几种对高血压有治疗效果的中药。

活血化瘀法治疗高血压：理血通络汤。

由益母草、泽兰、川牛膝、水蛭、桃仁、当归、赤芍、葛根、钩藤、白蒺藜组成。主治头痛伴身痛、舌下血络瘀滞、脉细等症。本方能改善动脉硬化、血管内皮功能，在高血压治疗中起到重要的作用。

健脾温肾法治疗高血压：温中补阳汤。

由生黄芪、党参、炙桂枝、白术、山萸肉、甘草、干姜、茯苓、菟丝子、桑寄生、生白芍组成。主治久病阴病及阳，脾肾阳虚，水液内停，挟肝风上亢之证，临床多见头晕乏力、水肿、精神倦怠、动则气促、肢凉怕冷、小便清长、舌淡、脉细无力等症。

滋阴熄风法治疗高血压：柔肝降逆汤。

由生龙牡、羚羊角、珍珠母、龟板、生地、麦冬、白芍、旱莲草、天麻、钩藤、知柏、生麦芽组成。治疗高血压头晕伴口干咽燥，大便干结，甚则手抖身摇，舌红少苔，脉细弦，属肝肾精血亏虚，肝风上扰者。

祛痰化湿法治疗高血压：化痰和络汤。

由半夏、茯苓、泽泻、苍术、菊花、荷叶、僵蚕、石菖蒲、葛根、钩藤、郁金、决明子组成。主治高血压头晕、头痛、头昏，伴耳鸣、脘痞、苔腻脉濡细等症。脾居中枢，主升清降浊，饮食不调。过食肥甘厚味之品，损伤脾胃，水湿内停，聚湿生饮，饮凝成痰，痰湿中阻，清阳不能上升，浊阴不能下降，蒙蔽清窍而眩晕。

其实，中药外用也是治疗原发性高血压病的手段之一，外用药既免除了煎服药物的不便和不安全因素（毒副作用），也减轻了患者的身心和经济负担，可单独或辅助用于各期高血压的治疗。

药枕疗法。"闻香味能治病"在中医中早有记载。三国时代的名医华佗就曾运用过香味疗法治病；唐朝孙思邈的《千金方》、晋代葛洪的《肘后备急方》、明朝李明珍的《本草纲目》中均有中药装枕治病的记载；清代吴尚先《理瀹骈文》中则有"健身丁公枕"可以"疗百病，延年益寿"等内容。药枕治病的原理主要是通过鼻腔闻到中药特有的芳香气味，起到疏通经络、调畅气血的作用。从中医理论中疾病治疗原则的补泻分类而言，芳香或辛香类药物具有"轻可去实"、开窍宣泄的作用，属治法中的泻法范畴。

中药外敷法。中药外敷是指将中药加工制成需要的剂型贴敷于相应穴位上，使药物接触穴位处皮肤，对穴位产生刺激作用的治疗方法。该疗法具有疏通经络、平衡阴阳等作用。有关腧穴的基础研究显示，中药贴敷某些特定穴位如神阙穴，可增大高血压病患者每搏心输出量，降低外周血管阻力，对高血压病有很好的降压作用。

②气功疗法：一般采取内养静功法，可以采取坐姿或站姿。坐姿是坐于椅子上，双腿分开自然踏地，两手放于大腿上，手心向下，全身放松，心情平静，排除杂念，意守丹田，口唇轻闭，双目微合，调整鼻息。站姿是身体自然站立，双脚分开与肩同宽，两膝微屈，两手抱球状放于身前，全身放松，意守丹田，调整呼吸。每次 10～30 分钟，每日 1～2 次。

③头部按摩法：中医认为，"头为诸阳之会"，人体十二经脉和奇经八脉都汇聚于头部，而且头部有几十个穴位。正确的按摩方法和日常的一些良好习惯，对高血压患者可以起到意想不到的保健作用。

梳头可促进头部血液循环，疏通经脉，调节大脑神经，刺激皮下腺体分泌，增加发根血流量，减缓头发的早衰，并有利于头皮屑和油腻的清除。梳头方法是每日早、中、晚各梳头一次，用力适中，头皮各部全部梳理一遍，每次 2～3 分钟。

推发也有治疗高血压的效果。两手虎口相对分开放在耳上发际，食指在前，拇指在后，由耳上发际推向头顶，两虎口在头顶上会合时把发上提，反复推发 10 次，操作时稍用力。两掌自前额像梳头样向脑部按摩，至后颈时两掌手指交叉以掌根挤压后颈，有降压的作用。

④足部按摩法：中医经络学指出，脚心是肾经涌泉穴的部位，手心是心包络经劳宫穴的部位，经常用手掌摩擦脚心，可健肾、理气、益智、交通心肾，使水火相济、心肾相交，能防治失眠、多梦等，对高血压病也有很好的疗效。

足底按摩法，事实上就是按摩病变器官或者腺体的反射区带，使其恢复原有功能，达到治疗效果。

涌泉穴位于足前部凹陷处第二与第三趾趾缝纹头端与足跟连线的前 1/3 处，为全身俞穴的最下部。

具体方法如下：

a. 左腿盘放在右膝上，用右手手掌搓擦涌泉穴 36 次；再将右腿平放在左膝上，用手掌搓擦完毕；再屈伸双脚趾数次，然后静坐 10～15 分钟。

b. 在床上取坐位，双脚自然分开，或取盘腿坐位。然后用双手拇指从足跟向足尖方向涌泉穴处，做前后反复的推搓；或用双手手掌自然轻缓地拍打涌泉穴，以足底部有热感为适宜。

c. 取仰卧位或俯卧位，用自己双脚做相互交替的对搓动作，也可用脚心蹬搓床头或其他器械。

（5）足浴疗法

中医学认为，人体五脏六腑在脚上都有相应的投影，脚部是足三阴经的起始点，又是足三阳经的终止点，踝关节以下就有 60 多个穴位。如果经常用热水泡脚，能刺激足部穴位，促进血脉运行，调理脏腑，从而达到强身健体、祛除病邪、降压疗疾的目的。足浴时，水的温度一般保持在 40 摄氏度左右，太高太低都不好；水量以能没过脚踝部为好；双脚放热水中浸泡 5～10 分钟，然后用手按摩脚心。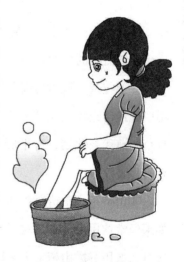

（6）茶疗法

中药泡茶饮用能起到很好的辅助治疗高血压的作用。茶叶中的茶多酚、维生素 C 和维生素 P 等都是防治高血压的有效成分。尤其茶多酚及儿茶素类化合物和茶黄素对血管紧张素转化的活性具有明显抑制作用，能直接降低血压。

茶可以扫除血液毒素和垃圾，降低血液黏稠度，阻止血小板沉积，清除血管壁污垢，增加血管弹性，经常饮用可对头晕、头痛、四肢麻木、高血压、高血脂等病进行防治。可以预防高血压的茶叶有罗布麻茶、杜仲茶、菊花茶等。

①罗布麻茶：罗布麻茶叶中含有鞣质，能增强血管的柔韧性和弹性，降

低血清胆固醇，防止脂肪在血管中沉积；茶叶中的单宁酸能抑制血压升高，对高血压患者起到降压作用。高血压患者血管壁上的脂类及重金属多为盐碱性化合物的结晶，罗布麻生长在重盐碱地里，具有抗盐碱性极强的特质，其对蛋白质和脂肪有很好的分解作用，能有效地预防和祛除血管里的脂肪和杂质，使血管通畅，从根本上达到降压降脂和预防血压血脂升高的目的。罗布麻茶也是唯一具有双向调节血压特性的饮品，高、低血压及健康人群都可以常年饮用。

②杜仲茶：杜仲具有良好的降血压、降血脂、抵消药物副作用、提高机体免疫力、防止肌肉骨骼老化等作用。杜仲茶在舒张血管的同时还可以改善血管的弹性，使硬化的血管恢复原有的弹性，从而恢复血压的自我调节机制，达到降低血压的目的。

③菊花茶：所用的菊花应为甘菊，其味不苦，尤以苏杭一带的大白菊或小白菊最佳，每次用 3 克左右泡茶饮用，每日 3 次。也可用菊花加金银花、甘草同煎代茶饮用，有平肝明目、清热解毒之特效。对高血压、动脉硬化患者有显著疗效。

④山楂茶：山楂所含的成分可以帮助消化、扩张血管、降低血糖和血压。如果经常饮用山楂茶，对于治疗高血压具有明显的辅助疗效。其饮用方法是：每日数次用鲜嫩山楂果 1～2 枚泡茶饮用。

⑤龙茶散：绿茶 50 克，龙胆草 30 克。共研细末，温水冲服。每次 3 克，每日 2 次。有清热泻火、平肝降压之功效。适用于肝火旺所致的高血压、口苦等症。

⑥决明茶：决明草 250 克，蜂蜜适量。用蜂蜜炙决明草，待冷后贮于玻璃瓶中。每次用 10 克，泡水代茶饮。本茶能清头目、通大便，可治疗高血压引起的头痛目昏等症。

⑦芹菜红枣茶：芹菜 350～700 克，红枣 100～200 克，绿茶 10 克，加水适量煮汤，每日分 3 次饮服。能平肝养血、清热利尿、理胃中湿浊、除心下烦热，适用于高血压以及急性黄疸型肝炎、膀胱炎等。

⑧叶齿兰茶：叶齿兰4～5克，泡水代茶饮。叶齿兰所含的叶齿兰素和叶齿兰皂甙对血压、血糖、血脂过高有较好的调节作用。

（7）针灸疗法

针灸是中医学的重要组成部分，是一种较为特殊的治疗疾病的手段。针灸可以用于很多疾病的治疗，当然高血压也不例外。针灸通过针刺和艾灸来调整经络气血，对一定的穴位进行适度的刺激，促进经络气血运行，起到协调脏腑、平衡阴阳的作用，从而能够降压。针灸疗法也要根据患者的全身情况综合分析，辨证取穴。如肝阳上亢型患者取太冲、光明、阳陵泉等穴。痰湿内盛型患者取丰隆、曲池、内关、百会等穴。阴虚阳亢型患者取肾俞、太溪、行间、太冲、三阴交等穴。阴阳两虚型患者取太冲、足三里、命门、气海、关元等穴。

对高血压患者进行针灸疗法，首先一定要让患者相信这种治疗方法，愿意积极配合进行针刺治疗。否则会在治疗的过程中引起诸多不便，进而影响操作。在治疗中还应注意以下几点：

①当患者过于饥饿、疲劳及精神过度紧张时，不宜立即进针；

②年老体弱者手法刺激不宜过强，尽量让患者采取卧位；

③常有出血性或损伤后出血不止者以及孕妇、妇女经期时不宜针刺；

④针刺眼部、腰部的穴位时应掌握角度和深度，不宜大幅度提插捻转及长时间留针。

针灸疗法是祖国医学遗产的一部分，也是我国独有的一种治疗疾病的方法。高血压患者若要采用针灸疗法，一定要去正规医院。

（8）推拿疗法

推拿疗法基于中医的基本理论，辨证论治，循经取穴，用推法、摩法、揉法、按法、拿法等，在不同部位进行治疗。在请医师推拿的同时，也可以自我推拿，如抹前额，按揉两太阳穴，按揉风池、曲池、足三里、三阴交等穴位。推拿疗法适用于缓进型高血压和第一、第二期高血压患者；急进型

第一章 轻松了解高血压

和第三期高血压患者，尤其是高血压危象者，则不适宜推拿治疗。

①基本操作：患者取坐位，医生于患者一侧站立，用拇指螺纹面施直推法推桥弓穴（桥弓穴位于颈侧部相当于胸锁乳突肌部位，为推拿特有的穴名）20～30次，然后以同样方法和次数去推另一侧桥弓穴。接着在前额部治疗，先以双手拇指螺纹面从印堂穴至前发际做交替向上抹法5～10次，再从印堂穴沿眉弓至两侧太阳穴施以抹法5～10次，再在前额做由中线向两侧颞部和颞部向中线方向的横向往返抹动5～10次。用指端按揉印堂、睛明、头维、太阳诸穴。在头顶部用五指拿法，至后枕部改为三指拿法，拿风池、拿颈项部两侧夹肌而至大椎两侧，如此左右手重复操作各3～5遍。在头颞侧部施扫散法各0.5～1分钟。最后按揉百会、率谷、曲池穴各50次，这是重点治疗部分。继而患者取俯卧位，医生坐于患者右侧以指揉法施于命门、肾俞穴各1分钟；然后在腰骶部施以擦法（横向），以热为度；最后直擦足底涌泉穴，以热为度。

②辨证治疗：

有心悸失眠者：加指揉内关、神门、心俞、三阴交诸穴各1分钟。

有气短、精神涣散、思维呆滞者：加摩少腹，指揉气海、关元穴各5～10分钟。

（9）敷贴疗法

敷贴疗法是在中医经络理论的指导下，根据穴位和药物的特点，将有关药物置于穴位周边的局部皮肤，或穴位浅层，或穴位深层，通过经络、穴位以及药物的药理作用，调节人体阴阳平衡，调和气血，舒筋活络，补虚扶正，以治疗疾病为目的的一种治疗方法。具体操作处方如下：

①涌泉穴中药敷贴方：脚心涌泉穴，位于足底前（不包括脚趾）、中1/3交界处，第二、三趾关节后方。涌泉穴是足少阴肾经的井穴，肾主纳气调节全身气机。现代医学研究证明，刺激涌泉穴，可改善机体循环，提高免疫力。因此，脚心敷药能降血压，而且安全、简便、无副作用，疗效

显著。涌泉穴中药敷贴方对于高血压病具有很好的疗效，但需在医生的指导下使用。

【处方一】取吴茱萸 30 克，研细末，用醋调成糊状，敷于双足心（涌泉穴），外用纱布包扎固定，24 小时换药 1 次。

【处方二】取吴茱萸 46 克，硫黄、面粉各 16 克。共研为细末，炒热，包好后敷足心，用男左女右法。

【处方三】吴茱萸、肉桂各等份。共研为末，敷足心。

②肚脐敷贴方：药物贴脐降压法是一种古老的治病方法，它是中医外治方法之一。这种治疗方法以中医经络理论为依据，运用相应的药物敷贴于肚脐之上，利于药物对肚脐的刺激和药理作用，以疏通经络，加强气血运行，调整脏腑功能，从而达到调整血压的目的。

a. 降压散填脐法：吴茱萸、川芎、白芷各 30 克。诸药混合研为细末，过筛，装入瓶内，密封备用。诸药末取 15 克，以脱脂棉包裹如小球状，填入患者脐孔窝内，以手往下压紧，外以纱布覆盖，胶布固定之。每日换药 1 次，10 天为 1 个疗程。

b. 降压饼贴脐法：吴茱萸、肉桂、磁石各 30 克，蜂蜜适量。诸药混合研为细末，密封保存。临用时每次取药末 5～10 克，调蜂蜜使之软硬适度，制成药饼两个备用。用时将药饼贴于脐部，每日换药 1 次。

③其他治疗：对原发病不能手术根治或术后血压仍高者，除采用其他针对病因的治疗方法外，还应选用适当的降压药物进行降压治疗。

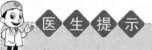

医 生 提 示

　　高血压患者应该主动积极地治疗高血压，将血压控制在正常范围内，可以有效地预防相关并发症的发生。对已经出现靶器官损害的，积极治疗有助于延缓甚至避免心、脑、肾病情的恶化，从而提高患者的生活质量，降低病残率和病死率。

高血压的降压标准

高血压的降压标准为：对那些没有并发症的高血压患者来说，收缩压不超过 140 毫米汞柱，舒张压不超过 90 毫米汞柱；对那些伴有糖尿病或者肾脏疾病的患者来说，收缩压不超过 130 毫米汞柱，舒张压不超过 80 毫米汞柱。

对于轻度高血压的情况，可以尝试保持良好的心态，节制膳食（低盐、低脂、低糖），适度运动，定期监测血压，坚持一段时间就能得到一定改善。如果明确诊断是严重的高血压，建议在医生的指导下，合理选用降压药，平稳降压，以免引起心、脑、肾等器官的病变。

高血压的检查

 ## 如何正确测血压

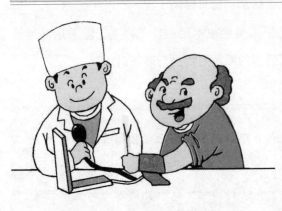

首先选择合适的测压环境，患者应在温度适宜的环境里休息 5～10 分钟，衣袖与手臂间不应过分束缚，测血压时精神不要紧张，不要屏住呼吸，在安静、心情平静的情况下测量，避免在应激状态下，如膀胱充盈或吸烟、受寒、喝咖啡后测压。检查的时候，还要注意心脏与血

压计、手臂应该等高，才能保证测量的准确。

测量时间不同、血压计不同、季节变化都能引起血压的变化。血压是随着情绪、休息情况以及天气波动的。盛夏季节血压较秋冬偏低。高血压患者测量血压要定时、定体位、定血压计，这样量的血压才是最有比较性的。另外，重复连续测量也会导致结果不同，一般是越测越低。每个人的左右手臂血压也是有区别的，但不是很大，相差 5～15 毫米汞柱是正常现象。由于血压有明显波动性，需要非同日的多次反复测量才可判断血压升高是否为持续性，一次血压高不能诊断为高血压。对于普通人而言，一般推荐使用符合国际标准（ESH 和 AAMI）的上臂式全自动电子血压计。

目前，测量血压常用的血压计是台式水银柱血压计，它由血压计、气袖带、橡皮球囊组成，测量时需配用听诊器进行测量。

正确测量血压的方法应分以下五个步骤：

①袖带缠于上臂应平服紧贴，气囊中间部位正好压住肱动脉，气囊下缘应在肘弯上 2.5 厘米。

②打开血压计开关，快速充气，待触知桡动脉脉搏消失后再加压 30 毫米汞柱（4 千帕）。

③将听诊器胸件置于袖带下肘窝处肱动脉上，然后放松气阀，使压力以每秒 2～3 毫米汞柱的速度下降。

④当水银柱在下降过程中，从听诊器中听到第一个心搏音时的数值即为收缩压，当听诊器里心搏音消失时的数值即为舒张压。如果水银柱到零位心搏音仍不消失，则以变音时的数值为舒张压。

⑤放松气囊阀门，使水银柱回到零位，关闭血压计开关，把所测的收缩压/舒张压数值记录下来。

常见的测血压误区

家庭血压测量（HBPM）有很多优点，例如高血压患者可以随时了解自己的血压水平，增加治疗依从性，能更积极主动地配合医生进行治疗。还可以为医生提供准确的常态下血压信息，帮助医生更准确全面地评估患者的情况，做出科学的诊断和治疗决定，提高血压达标率。家庭血压测量还可用于鉴别白大衣性高血压、隐蔽性高血压和难治性高血压。诊室血压测量值高，而家庭血压测量值不高，是白大衣性高血压或假性难治性高血压；诊室血压测量值不高，但家庭血压测量值高，是隐蔽性高血压。

虽然家庭血压测量的优点很多，但并不是所有的高血压患者都适合这个方法，例如某些心律失常如心房纤颤、频发期前收缩患者，采用电子血压计不能准确测量血压。血压本身的波动可能影响患者的情绪，使其血压升高，形成恶性循环，不建议精神焦虑及紊乱或擅自改变治疗方案的患者自己在家测量血压。

此外，在进行测量时，患者对一些高血压的测量误区也要有所了解。

①测量血压的次数不宜过频。一些患者想起来就测，容易产生焦虑感。

②自己在家中是无法测量夜间血压的。有些患者为了获得夜间血压，半夜定闹铃起床测量血压，也有些人夜间醒了就起来测量血压，这种破坏了夜间的生理状态而测量出来的血压值，并不能代表夜间的血压。

③不要过分计较某次的血压高低。血压本身有昼夜节律的变化，而且受诸多内外环境的影响，有一定的波动。不要因自测的几次血压值高低而调整药物的种类和剂量，这样不利于血压的稳定；高血压的治疗方案，应由医生根据平时的血压状况来决定。

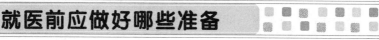

就医前应做好哪些准备

高血压患者就医前准备得充分与否，将会直接或间接地影响就医的质量。高血压病患者就医前应注意以下几点：

1 忌吃降压药后立即就诊

降压药可掩盖高血压的症状，因此，除病情紧急需用药之外，一般在就诊前不宜服用降压药。

2 忌喝酒或大量吸烟

由于中等量饮酒（尤其是烈性酒）或大量吸烟可引起心率（脉搏）显著加快，血压波动，以及出现其他异常改变，容易产生某些假象，给确诊造成一定困难，因此在就诊前4～6小时，不要饮酒或大量吸烟。

3 就诊时忌剧烈运动、长途步行、饱食或情绪过于激动

这些因素均可使心跳与脉搏快而有力、血压升高而掩盖其真实情况。

4 复诊看病前要带上以前的病历和检查结果

病历卡是记录病史的资料，里面记载着患者什么时候生过哪种病，当时的症状怎样，求医后的诊断是什么，服用过哪些药，如何服用。还会记录当时是否打针，若是打针，是肌内注射还是静脉滴注……这些资料有助于医生更快、更准确地做出诊断，开出处方。病历卡还记录患者是否有过敏史，从而提醒医护人员选择适宜的药物和针剂，避免出现变态（过敏）反应。病历卡的意义还在于它可记载患者是否有传染病史，提示医护人员采取相应的措施，取得更佳的医疗效果。

此外，病历卡还记录着患者是否住院治疗过，是否做过手术治疗，其临床参考价值颇大。不少外地患者在转院看病时，常常忘带当地医院做的化验单、X光片等检查资料，这是很可惜的。重新进行化验检查不仅费钱费时间，也不利于医生对疾病的连续观察与分析。所以，在转院特别是到外地医院去求诊时，带上病历资料是十分必要的，保存并携带病历资料到上级医院看病，也是"少花钱，治好病"的窍门之一。

5 家属陪同

患者如果觉得自己的病较重，最好让自己的亲友陪同前去。家属应该积极配合就诊，配合治疗和预防。应该了解患者用什么药，怎样用药，在日常生活中应注意哪些事项，以及何时需要复诊，这样对治疗可起到非常有益的作用。

高血压患者应做哪些检查

高血压是一种慢性疾病，要依靠长期服用药物来控制，患者除了坚持治疗外，还要经常检查自己的病情，这样有助于调整治疗方案。因此，高血压患者定期做健康检查对科学合理的治疗具有重要意义。

1 检查的目的

检查可帮助原发性高血压病的诊断和分型，了解靶器官的功能状态，有利于治疗时正确选择药物。即明确病因、掌握病情、指导治疗。

（1）明确引起血压异常升高的病因，鉴别原发性高血压与继发性高血压。

（2）明确高血压病情的严重程度，了解心、脑、肾等重要器官是否受到高血压的损害，以便及时控制，延缓其发展。

（3）明确高血压病患者是否存在其他并发症，如高脂血症、糖尿病、痛风等，为合理的个体化用药提供依据。

2 常规检查项目

（1）心电图、超声心动图及X线胸片

确定高血压患者心脏功能状况，并判断是否有心脏肥大，是否存在心肌劳损或合并冠心病等。

①心电图检查：高血压患者如果血压得不到控制并持续升高，会进一步

影响心脏功能，造成冠状动脉狭窄、心肌缺血等疾病的发生，但这些心脏病变化早期自觉症状并不明显，所以要定期做心电图检查。

心电图检查的目的是判断有无左心室肥厚和心律失常。左心室肥厚时心电图可显示左心室肥大或兼有劳损。心电图诊断左心室肥大的标准不尽相同，但其敏感性和特异性相差不大，假阴性为68%～77%，假阳性为4%～6%，可见心电图诊断左心室肥大的敏感性不是很高。由于左心室舒张期顺应性下降，左心房舒张期负荷增加，心电图可出现P波增宽、切凹、PV1的终末电势负值增大等，上述表现甚至可出现在心电图发现左心室肥大之前。可有心律失常如室性早搏、心房颤动等。

②超声心动图检查：超声心动图检查的目的也是判断有无左心室肥厚和心律失常。目前认为，和胸部X线检查、心电图相比，超声心动图是诊断左心室肥厚最敏感、最可靠的手段。可以在二维超声定位基础上记录M型超声曲线或直接在二维图上进行测量，室间隔和（或）左心室后壁厚度>13毫米者为左心室肥厚。高血压病时左心室肥大多是对称性的，但有1/3左右以室间隔肥厚为主（室间隔和左心室后壁厚度比>1.3），室间隔肥厚常上端先出现，提示高血压时最先影响左心室流出道。超声心动图尚可观察其他心脏腔室、瓣膜和主动脉根部的情况并可做心功能检测。虽然左心室肥厚早期心脏的整体功能如心排血量、左心室射血分数仍属正常，但已有左心室收缩期和舒张期顺应性的减退，如心肌收缩最大速率（V_{max}）下降、等容舒张期延长、二尖瓣开放延迟等。在出现左心室衰竭后，超声心动图检查可发现左心室、左心房腔扩大，左心室壁收缩活动减弱。

③X线胸片：X线胸片及其他检查（必要时行血管造影、CT检查定位诊断），以判断有无主动脉扩张、延长或缩窄。

（2）眼底检查

眼底检查的目的是了解小动脉病损情况。眼底血管病变能部分反映全身血管的情况，是全身唯一能直接观察动脉血管状态的窗口。一旦眼底小动脉有了硬化，则说明全身动脉也有硬化，对于高血压病的诊断和治疗可提供重要的参考依据。如视网膜小动脉普遍或局部狭窄表示小动脉中度受损；视网膜出血或渗出，或发生视神经盘水肿，表示血管损伤程度严重。总之，高血压性视网膜病变能反映高血压的严重程度及客观反映周身小血管病变的损伤程度，眼底检查对临床诊断、治疗及估计预后都有帮助。

眼底检查测量视网膜中心动脉压可见增高，在病情发展的不同阶段可见下列眼底变化：

Ⅰ级：视网膜动脉痉挛。

Ⅱ级：A，视网膜动脉轻度硬化；B，视网膜动脉显著硬化。

Ⅲ级：Ⅱ级加视网膜病变（出血或渗出）。

Ⅳ级：Ⅲ级加视神经盘水肿。

（3）尿常规检查

进行尿常规检查，主要检查尿液中是否出现蛋白质、红细胞、管型等，通过尿液检测早发现肾功能有无异常，了解有无早期肾脏损害，高血压是否由肾脏疾患引起，以及是否伴有糖尿病等，以便及时治疗。若尿中有大量尿蛋白、红细胞、白细胞、管型，则应考虑慢性肾炎或肾盂肾炎所致的继发性高血压；若仅有少量尿蛋白、少量红细胞，提示可能是原发性高血压所致的肾损害；若发现尿糖，则需进一步查血糖，以判断是否患糖尿病。为了避免误差，留取尿液标本应使用清洁容器，取清晨第一次尿液（中段尿）并及时送检；女性患者应避开月经期并留中段尿做尿液检查。如果尿蛋白检查阴性，还可做尿微量白蛋白、β_2 - 微球蛋白测定，其敏感性更高，可以早期发现高血压肾损害，以及早防治。

一般轻、中度高血压病早期不出现肾损害，如果长期得不到控制，会出现肾小动脉硬化，继续发展则出现肾功能不全。所以高血压患者要定期检查尿素氮、肌酐、尿酸等情况，了解肾功能受损程度，以指导降压药物的选择和服用。

（4）血液生化检查

血液生化检查包括血常规、尿素氮、肌酐、电解质、血脂、血糖、血尿酸、血液黏稠度等，帮助明确高血压是否由肾脏疾病引起，判断高血压对肾脏的影响程度，是否存在某些危险因素及并发症，如高脂血症、糖尿病、高尿酸血症等。

高血压患者应定期做血脂、血糖、血液黏稠度检测，之所以要定期检查血液情况，是因为血压的高低情况会影响到血液状况，比如血糖升高，血液的黏稠度增加。对血压持续升高的患者来说，通过血液检查，若发现红细胞、血红蛋白增高，血液黏稠度增加，则提示患者应重视防治，减少血栓形成的危险性。定期检测血糖有助于早期发现糖尿病，对血糖持续升高者，就应考虑有并发糖尿病的可能。若是发现血胆固醇及甘油三酯异常增高，则应想到是否与冠心病有关。

（5）其他检查

24小时动态血压测定能记录昼夜正常生活状态的血压，了解昼夜血压节律，以便合理指导用药时间、剂量，一般患者都需做该项检查。此外，除继发性高血压，常需做一些特殊检查，如血浆肾素、醛固酮，血、尿儿茶酚胺及其代谢产物，血、尿皮质醇及尿17–羟皮质类固醇，肾上腺B超、CT、核磁共振显像，血管多普勒超声颈动脉、肾动脉及脑动脉等，血管造影等。这些检查专业性强，最好在专科医生指导下选择进行。

（6）超声动态血压监测

有条件的高血压病患者，可进行这项检查。该仪器可以随身携带，不受任何活动限制，并能24小时连续记录患者的血压变化情况及降压药的峰值效应等动态数据，使医生及时了解高血压对心脏的影响，做出正确的诊断。

医 生 提 示

高血压患者一定要定期检查，了解自己的血压变化动态，这样才能了解病情，预防并发症的发生。患了高血压病的朋友一定要积极治疗，按照医生嘱咐服药。

如何看待高血压的体检结果

当检查结束后，我们应该怎么看待体检报告上的体检结果呢？

1 如何对待血压值？

人的血压是波动的，体检时记录的是瞬间的血压，即使达到高血压的标准，也不能根据这一次的血压确定为高血压病。因为血压受到外界很多因素的影响，如精神紧张、恐惧、兴奋、疼痛、剧烈运动等均可导致血压升高。高血压的诊断标准是，非同一日三次以上血压达到或超过 140/90 毫米汞柱，就能诊断为高血压。体验时，要综合参考家庭自测血压的情况才能做出准确的判断。血压波动较大、评价某种降压药用于个体化的治疗效果时，应做 24 小时血压监测。

2 如何对待"五高症"？

一些高血压患者体检时发现自己同时患有高血压、高脂血症、高血糖、高尿酸血症、高黏血症，这就是所谓的"五高症"。当然，大部分患者只有其中的一高、两高或三高。但"五高症"中每增高一项，心脑血管病发生严重并发症的机会就会增加 30% 以上。所以，高血压患者要重视对高血压及其相关危险因素，如高脂血症、高血糖、高尿酸血症、高黏血症的检测和防治。

3 检测结果异常就一定有问题吗?

比如尿素氮是肾脏功能的重要指标,但高血压患者在检查前一晚吃得太过丰盛,蛋白质摄入过多,也可能造成尿素氮的轻度超标,这时需要参考肌酐值,或过两日重新复查。由于感冒、喝酒、劳累、脂肪肝等因素可以导致转氨酶轻度增高,所以转氨酶轻度增高不要太紧张,必要时过一周再进行复查就可能是正常的结果。所以,一时检测结果异常不一定有问题。

4 体检结果正常就万事大吉吗?

一些高血压患者体检时看到自己的各项指标都没有超出正常范围,就以为万事大吉了,这样也不对。实际上,结果在正常范围,也不能完全排除身体有潜在的疾病。如体检中会有一些体检者的检查指标处于临界值。此类人群不一定要服药治疗,但科学合理的饮食、适量的有氧运动、良好的心态都是必要的。过一段时间复检时,要特别留意这些曾处于临界值的项目。如果通过三个月的饮食、运动调整仍无法缓解不适症状或血压明显增高超过140/90毫米汞柱,就应去正规医院就医。体检时血压正常,不是停用降压药的理由。体检时血压为120/80毫米汞柱,如果体检前服了降压药,只能说明降压药的效果已经达标,要按既有的方案继续治疗,当血压低于110/70毫米汞柱时,就要考虑减量。

如何确诊高血压

对于高血压病,很多人认为只要测一下血压就可以确诊,实际上并非如此。血压只能反映一个人当时的情况,并不能将测一两次的血压结果作为诊断高血压的依据。那么,高血压要根据哪些步骤来确诊呢?

1 多次测量血压

血压升高并不是只有高血压患者才有的症状,很多正常人偶尔也会出现血压升高，所以说诊断血压高不能仅依据血压值。首先，静坐或平卧后测得的血压≥140/90毫米汞柱，可以认为有血压增高，但不能依据单次测定的血压读数做出高血压的诊断，有时候几次血压读数升高也不能诊断为高血压。

因此，我们诊断高血压要注意多次测量血压值。有专家建议，在随后两天内的不同时间至少再测定两次，以证明血压增高确实持续存在。另外，一定要排除心理紧张。

2 分辨高血压的类型

大约90%的高血压患者是没有明确的原因存在的，这种高血压称为"原发性高血压"，原发性高血压的发生可能为多种因素作用的结果，心脏和血管的多种改变同时存在，可能使血压升高。而知道病因的高血压称为"继发性高血压"，5%～10%的高血压患者由肾脏疾病引起，1%～2%的高血压患者可能是体内激素异常或服用了某些药物而引起血压升高。

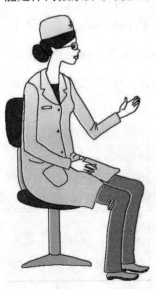

3 分析患者有无其他危险因素

通过多次的血压测量，不仅能确定高血压的存在，而且能判断高血压的严重程度。对于伴有高脂血症、高血糖、肥胖、吸烟、饮酒、高血压家族史等危险因素的人群来说，更要特别重视高血压。

4 检查高血压对重要器官有无损害

当确诊高血压后，需要检查重要器官，如心、脑、肾等。另外，对患者的尿液进行检测可发现高血压造成肾脏损害的早期证据，如尿液中检出红细胞和白蛋白，可能提示存在肾脏损害。虽然说只有大约10%的高血压患者可能发现病因，但是医生通常也会尽力去找寻，这对年轻的高血压患者尤其重要。

以上就是高血压确诊的步骤，血压的诊断只是确诊高血压的一个环节，要想排除误诊或者漏诊，就需要进行详细的检查，这样才能更科学准确地诊断高血压。

高血压的常见问题

高血压患者突然流鼻血的原因

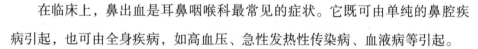

在临床上，鼻出血是耳鼻咽喉科最常见的症状。它既可由单纯的鼻腔疾病引起，也可由全身疾病，如高血压、急性发热性传染病、血液病等引起。

高血压引起的鼻出血既可见于老年人，也可见于年轻人。年轻人主要是疲劳、睡眠不足等因素引发的一过性高血压性鼻出血，老年人则多是高血压病引起的高血压性鼻出血。有的患者血压并不算高，所以当他发生鼻出血时，往往就会忽视高血压的因素。

高血压引起的鼻出血患者，约占鼻出血患者的 40%。高血压、动脉硬化患者鼻腔血管脆性增加，尤其是鼻腔后部血管弯曲度较大，经常接受血液冲击，在血压波动时，鼻腔血管就易发生破裂出血。此外，长期高血压也使鼻腔静脉系统处于淤血及扩张状态，一旦血压波动则易使鼻腔静脉破裂。高血压患者鼻出血预示血压不稳定，要引起高度警惕，因为这往往是脑卒中的一种征兆。据临床观察，中老年高血压患者，在鼻出血后 1～6 个月内，约有 50% 可能发生脑卒中。

预防高血压性鼻出血的方法如下：

①少做屏气动作，便秘者应及早治疗，以防过度屏气导致鼻腔血管破裂。

②补充维生素 C、维生素 K 等。

③早起喝水 500 毫升，有助于稀释血液。

④慎用有升压作用的药物，如呋麻滴鼻液、肾上腺素等。

⑤慎用阿司匹林。阿司匹林会干扰血液凝固，在鼻出血期间应减少或暂用阿司匹林。

⑥戒烟。抽烟使鼻腔黏膜干燥，易引发流鼻血。

⑦保持鼻黏膜湿润。可用碘甘油或复方薄荷油滴鼻，也可用红霉素眼药膏均匀涂到鼻孔里，可保护滋润鼻黏膜。

高血压并不可怕，可怕的是不重视。如果你对自己的高血压较重视，积极配合医生治疗，按医嘱服药，就能在一定程度上避免高血压导致的并发症及身体其他器官的病变。

为何眼睛红肿

很多人有过这样的经历，熬夜过后觉得疲惫不堪，一照镜子更是让人大吃一惊，眼睛红肿，而且布满了血丝。你是否也感受过这种惊吓的瞬间，看着自己眼球上爬满的红血丝，第一时间就会想到自己是否患上了眼疾。但如果不明原因出现了上述症状，就要提高警惕了，这或许是身体疾病的另一种预示。那么，眼睛红肿究竟是怎么回事？

中医指出，一觉睡醒后，眼睛发红，之后自然消失，这是一种正常现象。但如果眼红严重，且伴有红肿，还伴有眼部轻微疼痛等不适感，这时候就应该警惕高血压，因为这很可能是恶性高血压引起的，它会导致血管扩张甚至破裂，导致眼白部分留下红色斑块。如果一味因眼睛过度疲劳而点些眼药水，非但无法控制眼红症状，反而可能造成眼部疼痛加重。50% 的高血压患者初期没有任何症状，很多人是在体检或者检查其他疾病的时候意外发现自己血压偏高。

所以，当出现"红眼"时，一方面要区别病菌感染导致的红眼病等问题，另一方面也应该警惕高血压诱发的眼部并发症。有高血压家族病史的人群一旦出现"眼红"（特别是眼白部分），应该立即上医院检查治疗，以免延误病情。

医 生 提 示

长期饮酒可使血脂水平升高、动脉硬化，增加心、脑血管病发生的危险，增加患高血压、脑卒中等危险。建议高血压患者耐心治疗，坚持用药，平稳降压，定期复测血压以指导治疗。

高血压跟颈椎病有何关系

随着年龄的增长，动脉硬化和颈椎的退行性变逐步加重。一旦头位改变时，第二颈椎变尖的钩突或椎体发生退行性变化，就容易碰上旁边的椎动脉，从而影响同侧椎动脉的血液供应。如果对侧的椎动脉狭窄到一定程度，不足以代偿供血，就容易出现眩晕、呕吐、眼花等，并伴随血压升高或降低的现象，尤以血压升高为多。这种现象被称为"颈源性高血压"。

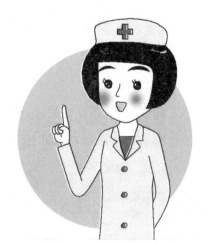

数据显示，这类高血压多发于 40～50 岁，男性多于女性。45 岁以上高血压合并颈椎病变的发生率为 82.3%。这类高血压有些特别之处。如患病初期，患者的血压升高或降低，往往与颈椎病发作同步。多在出现颈后部疼痛、头痛或头晕等颈椎病症状时，血压异常改变；头颈部症状缓解后，血压亦随之平稳。

此外，颈椎病和高血压都是中老年人的常见病，往往并存，这也导致这类高血压极易误诊。不少患者按普通高血压治疗一段时间后，症状没有明显改善，误以为是降压药效果不好，便开始不断更换药品。但其颈椎病的症状一旦得到改善，血压便趋于稳定。因此，对于长期高血压且药物治疗效果不理想，家庭中没有高血压家族史，症状发作有类似颈椎病特点的人，不妨查查颈椎，拍摄一下颈椎 X 线片或颈椎 CT 片，看看血压高是否和颈椎病有关。

颈源性高血压的治疗方法因人而异。一般不建议这类患者吃大量降压药。因为血压快速下降，降得过快过低，都会导致脑部血液灌注量突然降低，可能会加重脑缺血。颈源性高血压的根源是颈椎病，对于这类患者，应着力于缓解颈椎症状。一般来说，颈椎病得以缓解后，高血压的症状也会逐步得到缓解。如果血压升高太快、太明显，则可以用些短效降压药，但必须在医生指导下服用。

此外，这类患者要积极改善生活方式，如低盐、低脂、低胆固醇饮食，减少精神压力，以稳定血压。还可以到正规医院骨科进行推拿、按摩、牵引等，以达到治本的目的。

要防治颈源性高血压，预防颈椎病是关键。对于中老年人来说，要注意头颈部姿势，不要长时间低头工作、看电视，过 30 分钟要抬头活动一下颈部。习惯低枕睡眠，多参加一些户外活动，如散步、慢跑、爬山、游泳等。必须提醒的是，不正确的运动方法可能会加重椎间盘负重，如民间流行的头部"米字操"等，在运动时需要用力摇动头部，极易造成椎动脉缺血，损伤周围组织，加重头晕，极易诱发短暂性晕厥。所以，颈源性高血压患者要避免这类运动。

 高血压跟肥胖有何关系

虽然高血压患者中体瘦的大有人在，但肥胖者还是占了多数。事实证明，肥胖者更容易患上高血压。那么，高血压与肥胖有什么关系呢？

由于肥胖患者体内的脂肪组织大量堆积，使血液循环量相应地增加，使得小动脉的外围阻力加强，心脏必须加强做功来增加心搏出量，以此来保证外周组织的血液供应，由此而导致的小动脉硬化及左心室肥厚，促使高血压发生。再加上肥胖患者存在一定程度的水钠潴留，进一步导致血液循环量的增加，加重高血压病情。因此，肥胖是通过容量负荷、胰岛素抵抗、外周阻力血管变化，肾素血管紧张素系统以及心房利钠素的变化，类固醇激素的差异等因素，严重影响高血压的发生以及加重过程。必须引起注意的是，与正常体重的高血压患者相比，肥胖高血压患者同时还容易合并脂质异常症和糖尿病。

肥胖与高血压的发生率是成正比的，有研究显示，超重在10%以内时，高血压发生率为10.3%，仅比正常体重的人略有增加；超重10%～20%时，高血压发生率为19.1%，相当于正常体重人群的2.5倍；当超重30%～50%时，高血压发生率高达56%，为正常体重人群的7.2倍。换句话说，有中度以上肥胖的朋友有一半以上可能会得高血压。

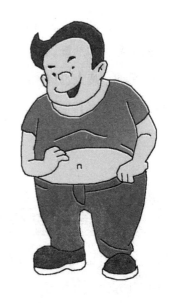

由此可见，控制体重是预防高血压发生的特别有效而且必须采取的措施。对于已经患了高血压的肥胖者，经过低热量饮食疗法减肥后，血压会逐渐降低。所以，大家在平时要积极参加体育锻炼，调整饮食，减少脂肪的摄入，把体重保持在适当的范围以内，才能预防高血压的发生。

需要注意的是，高血压病的病因很复杂，有遗传因素、环境因素、饮食因素等，并非只有肥胖的人才患高血压病。比如急进型高血压，发病者不一定都肥胖，其中不乏体形消瘦者。还有许多老年高血压病患者，也不是人人都是大胖子。许多人认为自己体形较瘦，不可能患高血压病，甚至有人出现头痛、头晕时也不会想到去测量一下血压，因此临床上瘦人得知自己患高血压病时，往往已进入了高血压病的第Ⅱ期甚至第Ⅲ期。因此，如果出现头痛、头晕、头胀、耳鸣等症状时一定要测量血压，切不可认为自己身体苗条便忽视血压，贻误治疗的最佳时机。

高血压患者在日常生活中应该注意以下四点：

第一，按照健康饮食的标准来防治血管硬化。多吃蔬菜、水果、白肉、鱼类和豆制品，少吃动物脂肪、红肉，严格控制食盐的摄入。

第二，无论血压高低，都应避免经常紧张、焦虑、激动、发怒等过激的情绪反应。可以练习用深呼吸、改换环境和散步的方法调节情绪、理气舒肠。

第三，高血压患者必须与医生紧密配合，根据降压药的疗效及时调整降压药的品种和剂量。

第四，瘦人也应该经常测量体重。因为瘦人减重并不一定是好事，有时可能暗示着有其他疾病的威胁。一旦发现可疑迹象，应该尽快找到原因，对症治疗。

高血压跟糖尿病有何关系

众所周知，高血压有多种并发症存在，主要表现在心、脑、肾、血管和眼底几方面，合并糖尿病时，二者共同作用会使各种并发症更加严重，导致恶性循环的发生。

中医认为，糖尿病患者患高血压的概率为非糖尿病患者的两倍，且糖尿病患者高血压患病率的高峰比正常人会更早出现，而伴有高血压者更易发生心肌梗死、脑血管意外及末梢大血管病，并加速视网膜病变及肾脏病变的发生和发展。为了弄清高血压与糖尿病之间的关系，揭示其中的秘密，医学家们做了大量观察研究，发现在有原发性高血压人群中，有不少患者血糖水平和血浆胰岛素水平均高于正常人群。

众所周知，胰岛素是降血糖激素，为何血浆胰岛素水平高却降不了血糖，以致两者都高呢？问题就出在这些人体内对胰岛素产生了抵抗，使之无法施展降血糖本领。胰岛素分泌过多势必造成高胰岛素血症，成为潜在隐患。它促使肾小管钠重吸收、交感神经兴奋、心率加快、血管阻力增大、血脂升高、动脉血管硬化变窄，又使细胞内钙离子浓度增加，对升压物质敏感，导致高血压。由于患者体内存在着对胰岛素的抵抗，胰岛难以承受长期高负荷的重压，终被累垮，功能逐渐减退甚至衰竭，无力分泌胰岛素，体内的血糖便急剧上升，引起糖尿病。高血压与糖尿病相互影响，推波助澜，患者体内糖及脂肪代谢进一步紊乱，持续的高血糖对细胞产生毒害，加速动脉硬化，引发肾病、心脑血管疾病，危及患者生命。

可见，高血压与糖尿病在发病机制上有密切关系，二者可相互影响，形成恶性循环。因此，凡是有糖尿病合并高血压患者应注意了解其血管疾病的发生情况，尤其是对肾脏和眼底的损害，应定期检查尿微量白蛋白和眼底。对于高血压病程先于糖尿病的患者，更应注意心脏受累情况，必须定期做心电图、超声心动图等检查以明确诊断。一经发现，立即服用降压药物治疗，使血压控制在理想水平。

高血压脑病跟脑血栓有何区别

高血压脑病是高血压的病情一度恶化，血压不断升高导致的。很多人认为高血压脑病就是脑血栓，其实二者是有区别的。那么高血压脑病与脑血栓有什么区别？我们如何鉴别两种疾病的症状呢？一起来看看下面的内容，看看医学上是怎么解释的。

高血压脑病是在原有高血压基础上，血压突然升高，防小动脉自动调节功能失调，脑小动脉被动或强制性扩张，导致脑血流量骤增而引起脑水肿和颅内压增高所引起的一种特殊临床现象。其发病前常有血压突然升高，患者先有头痛、恶心、呕吐、烦躁不安等症状。其临床表现主要为脑水肿和颅内压增高，因而头痛剧烈，可发生喷射性呕吐，可有严重意识障碍如昏迷；而实质性脑损害所造成的视力、视野、躯体感觉运动障碍则少见，即使有，亦较短暂。体格检查血压严重升高，心动过缓，脉搏有力，眼底检查有视神经乳头严重水肿，脑脊液压力显著升高，其中所含蛋白增加。

而脑血栓或脑栓塞起病前常无任何前驱症状。由于脑血栓形成和脑栓塞部位一般比较局限，所以多不至于引起严重的脑水肿和颅内压增高。因此，头痛多不严重，昏迷少见，血压可不高或轻中度升高，有明确的固定性神经体征如视力障碍或视野缺损、眼球运动障碍、失语或言语不清、特定躯体感觉运动障碍等，脑电图有局灶性脑实质损坏改变，CT 检查可发现局部脑梗死病灶。

当高血压患者脑部出现不适，就应该注意了，这证明高血压已经开始恶化，病情变得严重。最好的措施是马上去医院进行检查，及早治疗，并且控制住血压，以免造成脑部损伤，危及生命。

第二章

高血压西医治疗

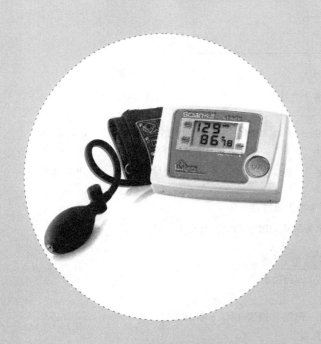

高血压西医治疗原则

高血压治疗的最佳时间

血压水平为 Ⅰ～Ⅱ级高血压
SBP140～179 毫米汞柱或DBP90～109毫米汞柱

其他危险因素、靶器官损害（肾）、糖尿病、高血压关联临床状况

生活方式改变、纠正其他危险因素或疾病

危险分层

极高危	高危	中危			低危
及时药物治疗	及时药物治疗	监测 3 个月		监测 3～12 个月	

BP≥140/90 毫米汞柱 —— 药物治疗
BP＜140/90 毫米汞柱 —— 继续监测
SBP≥140～159毫米汞柱 DBP≥90～99毫米汞柱 —— 考虑药物治疗
BP≥140/90 毫米汞柱 —— 继续监测

血压水平为Ⅲ级高血压
SBP≥180 毫米汞柱或DBP≥110 毫米汞柱

极高危	高危

立即药物治疗

其他危险因素、靶器官损害（肾）、糖尿病、高血压关联临床症状

改变生活方式、控制其他危险因素

高血压治疗的八项原则

由于高血压是一种多基因疾患,其发生发展受到多种因素的影响,故而临床表现较为复杂,病变机制各异,因此在治疗上不能千篇一律。一般来说,高血压病的治疗有一些重要的原则可循。无论是医生还是患者,在本病的治疗过程中,都应该充分考虑这些基本的原则,并将其贯穿于整个高血压病程的治疗之中。

高血压治疗的基本原则,归纳起来有八项。

1 早期治疗原则

当高血压已引起明显的动脉硬化和内脏损害时,降压效果往往不好,而且内脏的损害也难以消除。为了预防不可逆性并发症的发生或阻止其发展,必须及早治疗。特别对中重度高血压患者,不同程度的高血压应分别对待。尤其是年龄较轻的高血压患者,不应该等到有明显并发症出现后才开始治疗。

2 非药物治疗原则

"治疗"的概念,含义很广,并非局限于降压药物的使用。目前,大多数专家鼓励患者采取非药物治疗手段。根据英国高血压学会公布的《高血压治疗指南1999》归纳的治疗原则,首先要求对所有高血压和临界性高血压患者采取非药物治疗方法。其次,对高血压患者应采用综合措施治疗,任何治疗方案都应以非药物疗法为基础。积极有效的非药物治疗可通过多种途径干扰高血压的发病机制,起到一定的降压作用,并有助于减少靶器官损害的发生率。非药物治疗包括改善生活方式,消除不利于心理和身体健康的行为、习惯,从而减少高血压以及其他心血管病的发病危险。

只有当收缩压持续≥160毫米汞柱或舒张压持续≥100毫米汞柱的患者,

才需要给予抗高血压药物治疗。开始时，只需用小剂量的药物就能控制，无效后才考虑应用大剂量降压药物。

③ 长期治疗原则

对绝大多数人来说，一旦患了高血压，就意味着要打一场持久战。高血压患者须知自愈（包括非药物疗法）的高血压是极少的，应该认识到放弃治疗的严重后果，自觉坚持长期治疗。血压得到满意控制后，仍应至少每隔3~6个月复查血压及心、脑、肾等重要器官的功能和眼底情况。血压正常后可以减少药物剂量，或转以中医药治疗及保健为主，但不能停止治疗。因为一旦停药后，血压又会升高，而且突然停用降压药物是危险的。

④ 个体化原则

由于每个高血压患者的具体情况有所不同，其发病机制也不尽相同，对治疗（药物及非药物疗法）的反应也不一样，因此在临床治疗的过程中必须分别对待，选择最合适的治疗方法、药物及剂量，以期获得最佳疗效。高血压的治疗应根据每位患者的年龄，并存的危险因素和并发症等情况，进行具体的选择。

⑤ 综合治疗原则

高血压的治疗不能依靠单一的降压药物治疗，应尽可能采用多种方法综合治疗，以求取得最佳效果。还要注意发挥中医中药的优势，广泛应用中医丰富多样的治疗手段和方法，如中药辨证施治、食疗、针灸、推拿按摩、医疗气功、体育运动疗法、情志调养、起居调摄等，以辅助疾病的康复。

⑥ 平稳降压原则

除非发生高血压危象、高血压脑病等高血压急症，一般情况下血压以在数日或1~2周内逐渐下降为好，要避免因短期内血压急剧下降而发生心、脑、肾缺血症状，尤其是老年患者。

7 目标血压原则

过去一般只强调当血压升高到什么水平应开始治疗，而很少讲血压应降低到或维持在什么水平。但近年来出现了一个血压"目标值"的概念，也就是"血压降到什么水平最为适宜"，这个问题已越来越普遍地受到关注。降压治疗的目的在于控制过高血压，以保护心、脑、肾等器官，维护其正常的生理功能，防止或减少这些器官因血压过高而受损，防止或减少心脑血管严重并发症的发生。如果血压降到某一个水平，能使得上述目的完全达到，那么这个水平就是最佳的。科学家们经过长期的研究得出了如下结论：凡将血压控制在138/83毫米汞柱以下时，其心脑血管事件（例如心肌梗死、高血压危象、脑卒中等意外）的发生率最低。因此，专家建议，一般高血压病或老年高血压病患者，治疗后血压应降到收缩压138毫米汞柱、舒张压83毫米汞柱以下；而伴有糖尿病的高血压病患者，则要把收缩压降至130毫米汞柱以下；伴有肾功能不全者，宜将血压控制在125/75毫米汞柱以下。不过，对于已经发展为高血压脑病、脑溢血及急性心肌梗死伴血压明显升高的患者，降压治疗应谨慎从事。降压幅度不能过大，一般控制在原来血压水平的25%～30%的幅度，不要强求立即下降至正常，否则不利于心、脑、肾等器官的供血，不利于身体的恢复。

8 定期检查和随访原则

在治疗期间要定期测量血压，不能凭主观感觉来决定要不要服药以及服多大剂量的药物。轻度高血压经治疗后，血压正常半年以上者，可停药观察，但应坚持非药物治疗，定期随访；中重度高血压经治疗后，舒张压维持在90毫米汞柱左右在半年之久，可停用一种药物，或减少一种药物的剂量。对停药或减量的患者，应定期随访，坚持非药物治疗。如发现血压再度升高，应重新开始治疗，并根据血压升高程度和治疗反应，及时调整药物和剂量，以获得最佳疗效。

除此之外，继发性高血压的治疗应注意针对其原发病的治疗。一旦原发病症完全解除，则血压往往可一劳永逸地降至正常。如主动脉缩窄或肾动脉狭窄者，手术解除缩窄及修复狭窄的肾动脉后血压可降至正常，对肾动脉狭窄也可行经皮腔内动脉扩张术。大动脉炎可外科手术解除血管腔狭窄，或行经皮腔内血管成形术。肾上腺皮质或肾实质肿瘤、嗜铬细胞瘤引起醛固酮增高，手术切除肿瘤后，治疗高血压常常可获成功。对某些继发性高血压患者，高血压的病因未被消除时，可应用药物治疗。

医 生 提 示

无论高血压患者的危险度如何，都应首先或同时纠正不良的生活方式。换言之，改善患者生活方式应作为治疗任何类型高血压的基础。部分轻型高血压患者在改善生活方式后，可减少甚至免于降压药物治疗。病情较重的患者改善生活方式后，也可提高降压药物的治疗效果。

高血压降压药物治疗

降压药物治疗介绍

有关医学专家认为，长期服用降压药，仍是目前防治高血压病的主要措施之一。高血压的治疗，要根据病情决定是否进行药物治疗。一般来说，轻度高血压可先行饮食控制和运动相结合的治疗方案，在无效的情况下再使用降压药治疗，中重度高血压必须使用药物治疗。治疗高血压的药物种类很多，要在正规医院医生指导下选用适合自己的药物，不可自己盲目用药，否则会导致效果不佳或产生副作用。

1 高血压药物治疗的目的

对高血压患者实施降压药物治疗是通过降低血压，有效预防或延迟脑卒中、心肌梗死、心力衰竭、肾功能不全等心脑血管并发症的发生；有效控制高血压的疾病进程，预防高血压急症、亚急症等重症高血压的发生。

2 降压药物的种类

①利尿药。

②β 受体阻滞剂。

③钙通道阻滞剂。

④血管紧张素转换酶抑制剂。

⑤血管紧张素Ⅱ受体阻滞剂。

3 降压药物治疗方案

大多数无并发症患者可以单独或者联合使用噻嗪类利尿剂、β 受体阻滞剂等。治疗应从小剂量开始，逐步递增。临床实际使用时，患者心血管危险因素状况、靶器官损害、并发症、降压疗效、不良反应等都会影响降压药的选择。Ⅱ级高血压患者在开始时就可以采用两种降压药物联合治疗。

4 降压达标的方式

将血压降低到目标水平（140/90 毫米汞柱以下，高风险患者 130/80 毫米汞柱，老年人收缩压 150 毫米汞柱），可以显著降低心脑血管并发症发生的风险。

及时将血压降低到目标血压水平，但并非越快越好。大多数高血压患者，应根据病情在数周至数月内（而非数天）将血压逐渐降至目标水平。年轻的、病程较短的高血压患者，降压速度可快一点；但老年人、病程较长或已有靶器官损害或并发症的患者，降压速度则应慢一点。

5 降压药物治疗的时机

高危、很高危或Ⅲ级高血压患者，应立即开始降压药物治疗。确诊的Ⅱ级高血压患者，应考虑开始药物治疗；Ⅰ级高血压患者，可在生活方式干预数周后，血压≥140/90毫米汞柱时，再开始降压药物治疗。

6 降压药物应用的基本原则

降压药物应用应遵循以下四项原则，即小剂量开始，优先选择长效制剂，联合应用及个体化。

（1）小剂量

初始治疗时通常应采用较小的有效治疗剂量，并根据需要逐步增加剂量。

（2）尽量应用长效制剂

尽可能使用一天一次给药而有持续24小时降压作用的长效药物，以有效控制夜间血压与晨峰血压，更有效预防心脑血管并发症发生。

（3）联合用药

为了增加降压效果又不增加不良反应，在低剂量单药治疗疗效不满意时，可以采用两种或多种降压药物联合治疗。事实上，对Ⅱ级以上高血压，为达到目标血压常需联合治疗。对血压≥160/100毫米汞柱或中危及以上患者，起始即可采用小剂量两种药联合治疗，或用小剂量固定复方制剂。

（4）个体化

根据患者具体情况和耐受性及个人意愿或长期承受能力，选择适合患者的降压药物。

7 分级治疗

对一般高血压，先用副作用少的药物，如未取得满意疗效可逐步加用一种或多种作用机制不同的药物，可考虑分级治疗。

Ⅰ级：利尿剂、β受体阻滞剂、钙拮抗剂、血管紧张素转换酶抑制剂，可选用一种药物，一种无效可改用另一种。

Ⅱ级：联合用药，两种药物并用，自小量开始，至有效为止，若无效则转入Ⅲ级。

Ⅲ级：联合用药，三种药物并用。

Ⅳ级：Ⅲ级治疗效果不佳者，可换用胍乙啶或可乐定。

> **医 生 提 示**
>
> 高血压病是一种慢性病，控制血压的办法就是明确病情，规范、合理、长期用药，并采取健康的生活方式，摒弃不良的生活习惯，保持心情愉悦。需要注意的是，患者一定要明确自己的病情，在医生的指导下用药。

降压药物的分类

当前，用于降压的药物主要分为五大类，即利尿剂、血管紧张素转换酶抑制剂（ACEI）、血管紧张素Ⅱ受体阻滞剂（ARB）、钙拮抗剂（CCB）、肾上腺素能受体阻滞剂（包括β受体阻滞剂和α受体阻滞剂）。具体用药需要由专业医师根据个体不同情况综合考虑决定。

1 降压药的分类

（1）利尿剂

利尿剂常与其他降压药合用，以治疗中重度高血压，尤其适合于血容量高的患者。特点是降压起效较快，作用平稳，持续时间较长，且价格低廉。噻嗪类利尿剂使用最多，以氢氯噻嗪（双氢克尿赛）为主，新型制剂有吲达帕胺（比寿山）等，是降压药的主力军。对于左心室肥厚和心力衰竭有一定的治疗作用。利尿剂中的某些种类对糖代谢和脂代谢有不利影响，长期大量应用，可使血糖升高、糖耐量降低，并增加胰岛素抵抗，使血脂升高；有些尚可增加血尿酸的浓度，其他类利尿剂还可导致电解质紊乱。糖代谢紊乱及糖尿病患者、高尿酸血症患者、肾功能不全者、痛风患者和高脂血症患者不能用。

利尿降压药主要有以下几种：

①噻嗪类：是应用最广的口服利尿降压药，如氢氯噻嗪等。

②潴钾利尿剂：氨苯蝶啶、阿米洛利。

③醛固酮拮抗剂：螺内酯等。

④袢利尿剂：呋塞米等。

（2）血管紧张素转换酶抑制剂（ACEI）

此类药物目前应用较广泛，代表药物为卡托普利。单药治疗 60%～70% 有降压效果，大多 1 小时内见效，但需 3～4 周才能达到最大降压效应。对心、脑、肾有保护作用，可明显降低轻中度高血压；与其他药物联合使用，对重度高血压也有较好的降压疗效，尤其适用于伴充血性心力衰竭、心肌梗死后、糖尿病患者以及血管狭窄的患者。常见的不良反应为刺激性干咳，发生率为 5%～20%，可能与肺血管里某些物质增多，刺激咳嗽反射有关；对肾功能减退的患者应注意调整剂量或停药；可引起高血钾，应注意避免与保钾利尿剂合用，应与排钾利尿剂合用；可引起血管性水肿，高钾血症、妊娠和双侧肾动脉狭窄者禁用。血肌酐超过 3 毫克时，使用需谨慎。

目前应用主要有西拉普利（一平苏）、贝那普利（洛丁新）、卡托普利（开博通）、依那普利（怡那林）、倍朵普利（美施达）、福辛普利（蒙诺）等药物。

（3）血管紧张素Ⅱ受体阻滞剂（ARB）

血管紧张素Ⅱ受体阻滞剂主要有氯沙坦、缬沙坦（代文）等。适应证与血管紧张素转换酶抑制剂的相同，其突出的优点是咳嗽的不良反应较少，药物耐受性好，而且对心、脑、肾有较强的保护作用。不良反应有血钾高、血管性水肿，但引起血钾升高的危险低于 ACEI。

ARB 是一种与 ACEI 作用机制相近的新型降压药。ACEI 是部分阻断血管紧张素Ⅱ的形成，产生治疗效应；ARB 是完全阻断血管紧张素Ⅱ的形成，产生治疗效应。ARB 的降压强度与幅度与其他标准降压药基本相同，该药可以防止左心室肥厚，对已肥厚的左心室可能会使其逆转；对动脉硬化血管有一定的重塑作用，能够减少蛋白尿，对肾脏也有除降低血压外的保护作用，与 ACEI 一起使用保护作用更好；ARB 还可以治疗心力衰竭，与 ACEI 同时使用，可进一步增强对心脏的保护作用；对血脂和血糖无不良影响，还有增加尿酸排泄的作用。

有进口的氯沙坦钾片（科素亚）、海捷亚、缬沙坦（代文）和国产的厄贝沙坦、坎地沙坦等药物。

（4）钙拮抗剂（CCB）

钙拮抗剂通过阻滞钙通道，扩张血管，松弛血管平滑肌，以达到降压效果，代表药物为硝苯地平，主要作用降高压，对轻、中、重度高血压均有明显的降压作用，血压越高，效果越明显，但不降低正常血压。降压迅速、平稳、维持时间较长，疗效的个体差异较小，常与其他类型降压药联合治疗以增强作用。降压后对心脏、脑、肾血供应影响较小，且对心肌有保护作用，长期应用可减轻左心室肥厚，降低支气管平滑肌张力，对血脂、尿酸、血糖均无不良影响。尤其适用于老年高血压、收缩期高血压及伴有心脏、肾血管并发症的患者。因为此类药物可以扩张血管，所以也非常适用于有动脉硬化的患者。不良反应包括由扩张血管引起的头痛、面红和踝部水肿，还可出现乏力和胃肠反应，故应从小剂量开始，逐渐加量。非二氢吡啶类药物对心力衰竭、窦房结功能低下、心传导阻滞者禁用。

钙拮抗剂主要有二氢吡啶类的硝苯地平缓释片、拉西地平（司乐平）、氨氯地平（施慧达、兰迪均属此类）、尼莫地平等含地平类的药物和非二氢吡啶类的地尔硫卓（合心爽）、维拉帕米（异搏定）等药物。

（5）肾上腺素能受体阻滞剂

①β受体阻滞剂：代表药物为美托洛尔。既可防治高血压，又可治疗心绞痛，特别是对心肌梗死患者，可预防再梗死；青年高血压患者，心率快、心输出量大，用药后可明显减慢心率、降低血压；对舒张压的降低比收缩压更明显，因此β受体阻滞剂适用于治疗单纯舒张压高的高血压患者，或联合其他类降压药来治疗收缩压、舒张压均高的高血压患者。不良反应包括心动过缓、房室传导阻滞，因剂量过大而诱发心衰、哮喘；还可能会对血脂有影响。因为此类药物可以减慢心率，使用时应严密监测，保证心率大于60次/分。

该类药物对于高血压合并冠心病、高心输出量型的高血压、年轻伴交感兴奋性增高的高血压以及高肾素性高血压较为合适；对于伴有心功能不全，哮喘、慢性阻塞性肺病，心动过缓和传导阻滞，糖尿病患者，β 受体阻滞剂有可能加重病情，应慎用或不用。

β 受体阻滞剂主要有美托洛尔（倍他乐克）、比索洛尔（康忻和博苏）等含有洛尔类的药物。

②α 受体阻滞剂：该药除了有降压作用外，还可以改善前列腺增生症状，对脂代谢有一定的好处，有降低胆固醇的作用，对肝功能、糖代谢和尿酸的排泄没有影响。特点是起效较迅速、强力，各药持续时间有差异，适用于各种不同严重程度高血压患者，特别是快心率的中青年患者、合并心绞痛患者，对老年高血压患者疗效较差。副作用主要为体位性低血压，首剂应减量，并在睡前服用，如无不良反应，可逐渐加量。它是伴有脂代谢紊乱和前列腺疾病的老年高血压患者优先选择的药物。长期使用容易产生耐药性，单独服用容易导致水钠潴留。有急性心力衰竭、支气管哮喘、病态窦房结综合征、房室传导阻滞、外周血管病者禁用。常用的有哌唑嗪、特拉唑嗪等药物。

目前原发性高血压病很难治愈，为了预防并发症的发生发展，患者需要长时间服药。上述五种药物均可作为降压治疗的一线药物使用，在临床上要根据每个人的危险因素、血压特点及药物反应情况进行选择，尽可能选用高效、长效、高度心血管选择性和有多器官保护作用的药物。从小剂量开始联合用药，可以减少副作用、减少高血压心脑肾并发症和病残率及病死率，动态血压监测可为降压药物选择及药物疗效分析提供客观依据。

一般来讲，如果没有糖尿病，糖代谢、脂代谢正常，又没有痛风的高血压患者，可首选利尿剂；对于有轻度肾损害者，可首选血管紧张素转换酶抑制剂或血管紧张素 II 受体拮抗剂；对于使用血管紧张素转换酶抑制剂因干咳而不能耐受者，可改用血管紧张素 II 受体拮抗剂；对于有高血压又有前列腺肥大者，可选用肾上腺 α_1 受体拮抗剂（特拉唑嗪）；对高血压伴有心率衰竭和心律失常者，可选用 β 受体阻滞剂，但对于心率过慢者，则不应选此药。

如果用一种药已经不足以控制血压时，可以增加剂量或与另一种降压药联合应用，一般以与另一种药联合应用为好。作为患者，把几种降压药的特点和正副作用搞清楚，非常有益于对自身疾病的治疗。

药物治疗的一般原则有：

a. 平稳降压，长期、持续治疗；

b. 从低剂量开始，逐渐增加剂量；

c. 两种药物的低剂量联合应用效果好于大剂量单一用药，避免大剂量单药治疗；

d. 不可突然停药或撤药；

e. 药物服用应简便，以利于患者坚持治疗。

好的降压药物应满足以下条件：

a. 降压效果好；

b. 24 小时平稳降压；

c. 一天一次，方便患者服用；

d. 副作用小，患者易于坚持；

e. 经研究证明，可以保护患者心、脑、肾等靶器官。

② 降压药物的选择

无论选用何种药物，其治疗目的均是将血压控制在理想范围内，预防或减轻靶器官损害。降压药物的选用应根据治疗对象的个体状况，药物的作用、代谢、不良反应和药物相互作用，参考以下几点做出决定：

①治疗对象是否存在心血管危险因素。

②治疗对象是否已有靶器官损害和心血管疾病（尤其冠心病）、肾病、糖尿病的表现。

③治疗对象是否合并受降压药影响的其他疾病。

④与治疗合并疾病所使用的药物之间有无可能发生相互作用。

⑤选用的药物是否已有减少心血管病发病率与死亡率的证据及其力度。

⑥所在地区降压药物品种供应与价格状况及治疗对象的支付能力。

3 药物降压的注意事项

①对于仅有高血压而无并发症者，应降压至140/90毫米汞柱以下；老年患者，应降至150/90毫米汞柱以下；糖尿病或肾病患者，应降至130/80毫米汞柱以下。

②对脑动脉硬化、肾功能不全及老年患者，降压不可过快过猛。

③对于中等危险或低危险度患者可只用一种药物，而高危险度和很高危险度患者则应同时联合应用几种药物降压。

④选药应遵循个体化原则，如充分考虑妊娠、心绞痛、肾功能不全等因素，严格限制各类降压药物的禁忌证。

⑤老年人降压多以钙通道阻滞剂和利尿剂为主，年轻患者常首选血管紧张素转化酶抑制剂或血管紧张素Ⅱ受体拮抗剂。

⑥降压药物只要有效，一般不必经常换，更不要随意停用；若收缩压（高压）低于100毫米汞柱，则应咨询医师以决定是否继续用药。

⑦夜间进入睡眠时，人体的血压会比白天下降20%左右。高血压患者睡前服用降压药，容易导致血压大幅度下降，造成心、脑、肾等器官供血不足，甚至诱发脑血栓或心肌梗死。

一般来说，我们每日的血压水平是规律波动的：24小时有两个血压高峰时间，即上午6—10时，下午4—8时（所谓的"勺形曲线"）。那么，在这两个高峰前半小时服药，降压作用就会比较好。但也有一些特殊情况，比如有些患者凌晨血压升高，那么就需要在睡前加服药一次。但大部分人夜间入睡时血压比白天下降20%左右，故睡前服用降压药，容易导致血压大幅度下降，造成心、脑、肾等器官供血不足。所以，是否睡前用药一定要在血压监测的基础上咨询医生。

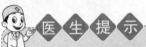

医 生 提 示

　　高血压患者要坚持规律长期用药，不可随意停药，避免引起血压大幅度波动。另外，饮食宜清淡，要低盐低脂饮食。定时检测血压，避免情绪激动，要适量运动。

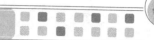

高血压患者应阶梯用药

高血压患者的用药十分关键，近年来，世界卫生组织（WHO）推出了高血压患者的阶梯用药法，也可以叫作"分级治疗"。

所谓阶梯用药法，就是在一般治疗的基础上，首先选用一种作用缓和且副作用小、经济方便的降压药，适当进行降压，以后则根据疗效、副作用等情况，逐级增加药物联合应用，是相加性疗法。

具体方法是：

第一级可以在利尿剂或β受体阻滞剂普萘洛尔两种药物中任选一种，大多数患者以单用利尿剂为合适，用药 7～10 天。若无效就要加用第二阶段药物。

第二级在第一级治疗用药无效的基础上加用另一类药物，常采用利尿剂加β受体阻滞剂或甲基多巴或肼苯达嗪或硝苯地平。

第三级在第二级用药无效的基础上，加用第三类药物，如利尿剂、普萘洛尔加利舍平或哌唑嗪或肼苯达嗪或甲巯丙脯酸。

目前认为，利尿剂加β受体阻滞剂加血管扩张剂为中度以上高血压的标准治疗方法，符合目前人们对高血压的病理生理学及其药物治疗的药理学概念。能加强降压效果又能弥补彼此降压方面的缺陷，而且具有协同作用。

第三级多用于严重的高血压，即选用几种药理作用不同的降压药合用，而且需选用强效药物，如胍乙啶、米诺地尔、可乐定等。在用药过程中，要定时观察测量血压，以免血压降得过多过快而影响器官的供血或抑制心肾功能。

阶梯用药法，从第一级开始，每隔 1～2 周逐步升级。采用这种分级治疗，绝大多数患者的高血压可得到有效的控制。

医 生 提 示

每个患者的情况是不一样的，对于具体如何用药，一定要听从医生的安排，还要定期复诊，及时了解血压的控制情况，这样才能更加有利于身体的康复。

高血压用药常见的错误观念

对于长期患有高血压的人来说，身体会受到该病的影响。长期高血压及伴随的危险因素可促进动脉粥样硬化的形成。因此，高血压患者应该进行治疗，并且要坚持治疗。但是大多数人会在治疗该病的时候产生一些错误观念，下面我们来看看高血压患者用药常见的错误观念。

1 血压稍高，不必吃药，否则就要终身服药

不吃降压药而任凭血压持续升高，虽然在短期内看不出对身体的损害，但长期下来必然对身体造成严重的损害。药物虽然都有一定的毒性，但能起到降低血压、保护相应器官的好处，利远远大于弊。

2 高血压好转就可停药

高血压患者通常没有明显不适感，只有在血压非常高时才会出现头晕、头痛等症状。平时即使没有任何症状，患者也不可随意停药，而应定期在家中测量血压，根据所测得的血压水平，与诊治医生进行讨论，再由医生决定是否需要调整降压药的剂量或停药。

3 认为"是药三分毒"，要尽量不吃或少吃降压药

有人认为，"是药三分毒"，药物能不吃尽量不吃，必须吃则尽量少吃。其实，由国家食品和药品监督管理局批准上市销售的各种化学药品，都通过了完整的有效性与安全性评估。在推荐使用剂量范围之内，这些药物通常非

常安全，即使长期甚至终身服用，也不会对人体产生伤害。更重要的是，合理用药可显著降低发生脑卒中与心肌梗死等严重心脑血管疾病的风险。因此，高血压患者不可突然停药或撤药。

4 不知道高血压患者需长期服药

血压水平是人体神经内分泌调节系统与心脏、血管系统相互作用，综合平衡的结果，当血压升高时会大大提高心血管疾病发生的风险。因此，患者需要长期坚持服药，才能控制血压，才能降低患者发生脑卒中、心肌梗死等疾病的风险。

5 年纪大了，血压高一点不要紧

相同血压，年龄越大，死亡率越高。对老年高血压患者的研究发现：收缩压下降 2 毫米汞柱，脑卒中危险性下降 18%；收缩压下降 3 毫米汞柱，脑卒中危险性下降 22%；收缩压下降 4 毫米汞柱，脑卒中危险性下降 26%。

6 知道吸烟不好，但戒不了

这纯粹是一个自欺欺人的借口。只要有恒心，一定能戒得了。现在戒烟的方法有很多，你试过多少种呢？戒烟是最有效的医疗干预手段之一，可以降低36%的死亡率，而降压药物子 β 受体阻滞剂或 ACEI 只能达到23%。

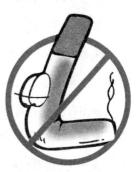

7 患了高血压应绝对休息

长期坚持适量运动，如游泳、慢跑、快步走30分钟以上，都可以达到降压的目的。因此，高血压患者在服降压药物控制血压的前提下，再进行适当的运动是有好处的。长期运动可减肥、降脂，尤其适用于高脂血症患者以及舒张压升高的患者。但如果血压不稳定，不建议做剧烈的运动。

8 电子血压计不准确，干脆不测，光吃药就行了

上臂式全自动电子血压计已被国际推荐为自测血压的有用工具。患者应

充分利用电子血压计自测血压，找出每日血压波动的规律，至少两次高峰期（上午6—10时，下午4—8时）要记录血压值并提供给医生，在医生指导下调整自我服药剂量及时间，从而达到平稳降压的目的。如果工作繁忙，至少每周测量一次血压。

高血压治疗注意事项

①治疗高血压，首先应该坚持的原则是"三心"，即信心、决心、恒心；其次要选择适合自己的方法进行治疗，从而防止机体重要脏器受到损害。

②要定期测量血压，检测自己的血压变化，建议每日早晚测量血压。条件允许的话，建议在家里自备血压计。

③要坚持服用降压药物，在医生指导下根据病情进行调整，自己不可随意减量或停药，防止血压反跳。

④老年人降压的话，一定不能操之过急，一般将收缩压控制在140～159毫米汞柱为宜，以减少心脑血管并发症的发生。

⑤治疗高血压期间，要注意劳逸结合，合理饮食，适当运动，情绪稳定，睡眠充足，禁烟限酒等。

⑥一定要信任医生。有些高血压患者在就诊时，总是对医生的检查持怀疑态度，认为医生敷衍了事，或者认为医生故意开昂贵的药物来赚取医药费。医院中经常看到有的患者比医生还要"专业"，其实这是一种错误的想法，医生对疾病的了解程度远远大于患者，一定要相信医生的专业素养，这样才能在治病的时候少走一些弯路。在治疗过程中，不要频繁换医生，要相信医生的诊断，听从医生的指导。

⑦不要依照别人的经验服用降压药。有的高血压患者看到别人的血压控制得很好，就借用其治疗方案来用药，这样做是不科学的。高血压病因复杂，临床分型很多，每个人对药物的反应、药物适应性和耐受能力各不相同，各

种降压药的性能也各异。因此，不能用同一个固定的模式服药，而应坚持个体化的用药原则，不可单纯依靠别人的经验服药，最好在专业医生的指导下，进行正规治疗。

高血压认识误区

1 认为血压高不要紧

很多人认为血压高了，就是单纯的血压值的增高，没有什么可怕的。其实这是一个误区，高血压并不是单纯的收缩压和舒张压的增高，其实血压的增高，最主要的是导致心脏、肾脏、脑及周围血管的损害。比如高血压会引起心脏心肌的肥厚，最终导致心功能不全，这是对心脏的影响。对于肾脏，如果不好好控制血压，最终也可能导致肾功能衰竭。对于脑的影响可出现脑出血、脑栓塞等。另外，还会引起外周血管动脉粥样硬化等。因此，高血压并不是单纯的血压值的增高，还会导致心、脑、肾等器官功能的障碍。

2 仅以症状来评定是否有高血压

很多人判断自己是否有高血压，以及高血压治疗过程中血压控制得是否好，不是用血压值来评定，而仅以症状来评定。在临床工作中，总会遇到一些患者，当问及他是否有高血压时，他说没有，再询问血压多高时，他说180毫米汞柱，这还不叫高血压吗？但患者认为没有大碍，因为他不觉得头晕。所以，很多人完全以症状来评价自己是不是有高血压，这是一个误区。其实，很多高血压患者没有任何症状，有的血压已经很高，但头不晕也不痛；有的人血压刚刚高一点就会感觉不舒服。所以，每个人对于血压增高的反应是不一样的，不能单凭症状评定血压是否增高。

3 认为不良生活方式无关紧要

很多人已经被诊断为高血压，但他们并不在乎，吃东西还是很咸，也不戒烟，体重超重也不减肥，经常熬夜。对于很多不良生活方式，他们都不注意改善，这是治疗上的一个误区。其实，健康的生活方式对高血压的治疗至关重要。

4 过度担心药物副作用

有些人对于降压药物有顾虑，过度担心说明书上写的副作用，从而停掉了抗高血压的药物，但是又过度相信保健品，这是高血压治疗中的一个误区。高血压治疗是一个长期的甚至终身的过程，不能血压降下来就立即停药。在高血压治疗的过程中，一定要注意除了降压治疗以外，还要关注其他问题，如检查有没有血糖问题，有没有血脂问题，甚至体重、吸烟的情况，这些综因素都要综合考虑。

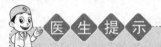

目前研究认为，高血压病与不良的生活习惯，如吸烟饮酒、高钠盐饮食以及营养摄入过多而导致的肥胖等有较大关系。另外，还与社会生活压力、工作环境等有关系。因此，高血压患者尤其要注意低盐、低脂、低糖饮食，还要加强运动，保持乐观的心态，戒烟酒等不良嗜好，以及避免超重肥胖，等等。

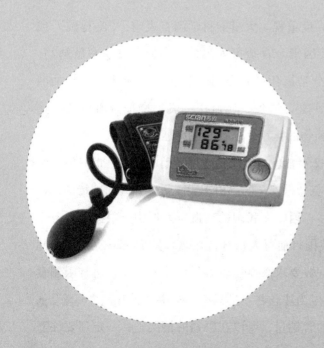

第三章

三分钟高血压饮食调理

降压怎么吃

降压饮食原则

一直以来，高血压被普遍认为是出现严重心血管问题的最主要征兆。对于高血压，需要从生活习惯、饮食方式、精神因素、药物等多方面进行综合治疗。在这些因素中，饮食方式是高血压患者最容易忽略但又最容易改正的方面。只要做到以下几点，就可以通过膳食降低和控制血压。

1 低盐

这一点高血压患者应该高度重视。大量的科学调查表明，"吃得咸"或"口重"是导致高血压的重要因素。食盐摄入越多，高血压发病率就越高。如果人体摄入食盐（主要成分是氯化钠）量过多，就会造成体内水和钠潴留，导致血管管腔变细、血管阻力增加，使血压上升，增加肾脏负担，造成排钠障碍，可能对抗降压药物的作用，从而影响降压效果。

正常人每日只需要 0.5～2 克盐就可以维持生理活动的需要，世界卫生组织推荐，每人每日摄入 6～8 克盐是安全的。由于我国膳食方式的独特性，盐是创造美味佳肴的主要调味品，因此在我国的高血压人群中，限盐的任务就更加艰巨。根据膳食调查，我国目前每人每日食盐摄入量 7～20 克，远远超过了需要量的标准。因此，一般要求高血压患者将口味变清淡，每日限制食盐摄入量在 3～5 克。同时还应当注意并不是只有食盐中才含有钠，6 毫升酱油的含钠量相当于 1 克食盐的含钠量，所以在限盐的情况下，一定还要注意减少高钠食品的摄入，诸如咸肉、罐头、火腿、咸菜、腐乳、虾米、皮蛋、茼蒿、草头、空心菜、加碱发酵的食品等都应当限制。

② 低脂

每日脂肪的摄入不超过 50 克，在限量范围内选择富含不饱和脂肪酸的油脂和肉类会减少动脉硬化的发生，并且对增加微血管弹性、预防血管破裂、防治高血压并发症有一定作用。

③ 低胆固醇

如果长期进食高胆固醇食物，可能导致高脂血症，使动脉内脂肪沉积，加重高血压的发展。常见的高胆固醇食物有动物内脏、肥肉、鱼子、乌贼鱼等。

④ 补充优质蛋白质

有人担心食用瘦肉、鱼类等高蛋白的食物，可能对高血压患者不利，其实不是这样的。适量蛋白质可以降低血浆胆固醇浓度，改善血管弹性和通透性，增加尿钠的排出，从而防止高血压的发展。因此，要求高血压患者保证适量蛋白质的供应。

在每日的饮食安排上，应多选择优质蛋白，并建议按照每千克体重补给 1 克的比例摄取，植物性蛋白和动物性蛋白各占 50% 的搭配最佳。植物性蛋白可以选用豆制品，动物性蛋白则可以选择鱼、鸡、牛肉、低脂牛奶等。

⑤ 饮食要粗细搭配

高血压患者应以谷类食物为主食，粗细搭配。营养学家推荐玉米、燕麦，可与大米、面粉等配合食用。适当吃些粗粮如红薯、糙米、南瓜、黑米、豆类等。当然，患者还必须严格控制体重，每日从食物中获得的总热量最好不要超过消耗的热量。

⑥ 多吃蔬菜水果

绿色蔬菜和新鲜水果富含维生素 C、胡萝卜素及膳食纤维等，有利于改善心肌功能和血液循环，还可促进胆固醇的排出，防治高血压病。

7 多吃鱼

科学研究指出，"高血压患者应在少吃盐的同时多吃鱼，这样会降低因高血压而致脑卒中的可能性"。原因是由血管壁释放的一种被称作前列环素的物质，它是一种高效的血管扩张因子，能松弛血管四周肌肉，使血管扩张，血

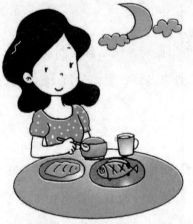

压下降，并能防止血体形成。而血液中与血小板相关的另一种前列环素，称血体素 A2，是一种高效的血管收缩因子，能促进血小板聚集和诱发血体形成。多吃鱼的人体内，起收缩血管作用的血体素 A2 明显减少，血液的凝固性也随之降低。有关资料表明，生活在沿海地区的居民高血压和脑卒中的发病率比山区居民明显降低。研究人员认为，渔民们大量摄入鱼类蛋白质，会使血管变得结实而富有弹性，因而不易破裂。同时，鱼类含钙、钾丰富，对防治高血压病无疑也是大有裨益的。

8 高钙饮食

高钙饮食是防治高血压的有效措施之一。钙具有强大的除钠作用，从而使血压维持稳定。所以，解决高血压的关键不是限钠、限镁或其他矿物质，而是补钙。研究人员曾就补钙对高血压的影响做对比观察，结果显示，高血压患者每日摄钙达 1000 毫克时，连用 8 周后，血压降低 10～20 毫米汞柱。研究表明，平时钙摄入量达 1000 毫克时，有明显的预防效果，使健康人群发病率降低 30%～35%。因此，健康人群或高血压患者，都应多吃些含钙丰富的食物，如牛奶、豆类、鱼虾、芝麻等，可有效地防治高血压病。

9 高钾饮食

高血压患者应多食一些含钾丰富的食物。近年来研究证实，钾与血压有很大的关系，且呈负相关。一些地区的人以草木灰（含氯化钾）代替食盐，由于食用低钠高钾膳食，所以血压较低。研究指出，高血压的典型

特征是动脉壁增厚，当给予患者足量的钾后，动脉壁便不再增厚。可见，高血压患者适当增加钾的摄入量是有益的。尤其是有些高血压患者由于持续服用利尿剂、降压药，使排尿增多，钾随之排出，发生低钾倾向的可能性更大，所以，服用这类药物治疗的患者，更应注意补钾。补钾的方式主要分药补和食补两种。药补常首选氯化钾，这主要适用于服用利尿剂治疗的患者，而食补则适用于所有高血压患者，包括那些轻度高血压及尚未服用降压药物治疗的患者。

含钾丰富的食品很多，主要有瘦肉、牛肉、鱼类及其他海产品和小白菜、油菜、黄瓜、西红柿、土豆、柑橘、香蕉、桃、葡萄干等。

10 补充镁元素

缺镁与高血压有明确的相关性，镁缺乏还会出现在长期应用利尿剂的高血压患者中，重视镁的补充有助于血压的控制。大豆、鱼、绿叶蔬菜、坚果、花生酱及酸奶等都富含镁元素。

11 戒烟戒酒

烟酒是高血压病的危险因素，嗜烟酒有增加高血压并发心脑血管病的可能，酒还能降低患者对抗高血压药物的反应性。因此，对高血压患者要求戒烟戒酒，戒酒有困难的人应限制饮酒。

12 正确摄取脂肪酸

脂肪酸主要分为饱和脂肪酸和不饱和脂肪酸两种，饱和脂肪酸主要来自动物类油脂，如猪油、牛油、肥肉等；不饱和脂肪酸主要来自鱼类和大部分植物油，如菜籽油、橄榄油等。饱和脂肪酸会促进血液中胆固醇的产生，而不饱和脂肪酸可以降低血液中起不良作用的胆固醇的含量，提高有益胆固醇的含量。

13 节制饮食

定时定量进食，不过饥过饱，不暴饮暴食，食物种类齐全，营养素比例合理，不挑食偏食，清淡饮食，都有利于防治高血压。如果油腻食物过量，易消化不良，且可发生猝死。因此，节制饮食，对控制血压和升高血脂以及改善患者的自觉症状很有好处。

14 科学饮水

水的硬度与高血压的发生有密切的联系。研究证明，硬水中含有较多的钙、镁离子，它们是参与血管平滑肌细胞舒缩功能的重要调节物质，如果缺乏硬水，易使血管发生痉挛，最终导致血压升高。因此，对高血压患者而言，可多饮用硬水，如泉水、深井水、天然矿泉水等。

另外，高血压患者应该注意清晨饮水。研究表明，动脉硬化的发生与食盐中的钠离子在血管壁上沉积有关，若在早晨起床后马上喝杯温开水，可把前天晚餐吃进体内的氯化钠很快排出体外。老年人及心血管病患者每日早晨喝1杯温开水，并且做到持之以恒，有利尿、帮助排便、排毒作用，还可预防高血压病、动脉硬化。

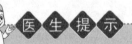

　　高血压患者对于饮食的要求应十分严格，适当吃一些降压食物，不仅可以对抗钠离子对血压升高的作用，同时也能起到补中益气、生津润燥的作用。需要提醒的是，科学的饮食虽然对降压有利，但是仍应作为一种辅助手段，而不能取代降压药物的作用。

降压饮食禁忌

随着现代科技的进步与发展，美食的种类、口味、样式越来越多。人们对于美食的诱惑难以抵挡，但对高血压患者来说，还是应该有所忌口。要控制血压就要先控制日常的饮食，这样才能更好地避免血压升高。那么，高血压患者有哪些饮食禁忌呢？

1 忌食饱和脂肪酸含量极高的肉类及肉类加工品

例如牛肉、猪肉、羊肉以及香肠、熏肉等肉类加工品。因为这类食物脂肪、蛋白质、饱和脂肪酸含量都很高，所以容易造成血液中血脂过高，诱发冠心病。

2 忌食辛辣的食物

常见的辛辣食物有葱、大蒜、生姜、芥末、韭菜、辣椒、桂皮、八角等，高血压患者尤其不能食用辣椒。辣椒属于热性食物，倘若高血压患者有发热、便秘、疼痛等症状，食用辣椒后会加重症状，抵消降压药物疗效。

3 忌烟、酒、浓茶、咖啡

高血压患者应该忌烟、酒、浓茶、咖啡，这些饮品都不利于血压的稳定。

4 忌食动物油脂

因为动物油脂里富含饱和脂肪酸，同时金枪鱼、鳗鱼等由于含饱和脂肪酸丰富也不宜选择，而应选用植物油。

5 忌食易胀气的食物

像红薯、干豆类容易导致胀气的食物，高血压患者需要少食，另外味道浓重的饼干，由于糖、盐含量过高，也应该少吃。

6 忌饮酒过量

白酒中的酒精成分在肝脏内影响内源性胆固醇的合成，使血浆胆固醇及甘油三酯的浓度升高，造成动脉硬化。同时可以引起心肌脂肪的沉积，使心脏扩大，引起高血压病和冠心病。因此，患有高血压者，切勿过量饮酒。

7 忌过咸食物及腌制品

吃盐过量是导致高血压的一个重要原因。另外，高血压患者也要少吃腌制品，如腌萝卜、腐乳之类的盐分较高，而且腌制后营养大量流失，甚至变质，所以要尽量不吃或少吃。

适当补充维生素

1 维生素C

维生素C是人体必需的重要营养素之一。研究发现，补充维生素C有助于降低血压。正常人体的血管是有弹性的，如果缺少维生素C，人体就无法产生胶原蛋白，而胶原蛋白能够让皮肤及血管保持柔软。柔软而富有弹性的血管可以降低血管外周阻力，从而使血压保持在正常范围。如果缺少维生素C，不仅血管内皮功能紊乱易致血压增高，而且会使血管壁组织失去弹性而导致血管硬化；缺乏维生素C时，身体内过多的胆固醇无法转化为胆汁酸排出体外，而是沉积在血管壁上最终导致动脉粥样硬化，进一步加速机体罹患高血压、动脉粥样硬化等心脑血管疾病的进程。作为身体需要量最大的水溶性维生素和抗氧化维生素，维生素C可以保护机体组织细胞的过氧化和正常功能，从而使机体的心血管系统保持健康。

富含维生素C的食物：

①富含维生素C的蔬菜：番茄、圆白菜、芥蓝、青椒等。

②富含维生素C的水果：橘子、柠檬、橙子、草莓、樱桃、猕猴桃、葡萄柚、番石榴等。

2 维生素E

高血压患者应适量补充维生素E。维生素E是一种脂溶性维生素，又称"生育酚"，能有效改善脂质代谢，降低体内的胆固醇与甘油三酯含量，同时还能够促进毛细血管及小血管的增生，改善周围血液循环，预防动脉粥样硬化的发生。维生素E是一种抗氧化剂，能够保护机体细胞免受自由基的侵害，抑制脂质过氧化及形成自由基。维生素E也是一种很重要的血管扩张剂和抗凝剂，能促进血液循环，防止血液凝固，减少斑纹组织的产生。因此，维生素E不仅能够帮助稳定血压，还能够很好地保护心脑血管，避免其发生病变。

含维生素E的食物：

①含维生素 E 的果蔬：猕猴桃、菠菜、圆白菜、花菜、莴苣等。

②含维生素 E 的坚果：杏仁、榛子和核桃等。

③含维生素 E 的植物油：葵花籽油、芝麻油、玉米油、橄榄油、花生油等。

此外，红花、大豆、小麦胚芽、鱼肝油也含有一定量的维生素 E，其中含量最为丰富的是小麦胚芽。

3 维生素 A 原

高血压患者应适当补充维生素 A 原。维生素 A 原是机体内能够有效捕获活性氧的抗氧化剂，对于防止脂质过氧化，预防心血管疾病，以及延缓衰老均有重要意义。

富含维生素 A 原的食物：

①维生素 A 原，即胡萝卜素，存在于植物性食物中，尤其是绿叶蔬菜、黄色蔬果等食物中含量最多，比如菠菜、油菜、韭菜、苜蓿、豌豆苗、红心甜薯、胡萝卜、青椒、南瓜、柠檬、杧果、橙子、杏、木瓜、柿子、菠萝、橘子等。

②来源于动物性食物中的维生素 A 原，这一类是能够直接被人体利用的维生素 A 原，主要存在于动物肝脏、奶制品（未脱脂奶）及禽蛋中，鱼肝油是维生素 A 原的最丰富来源。

4 B 族维生素

平时高血压患者要适量补充 B 族维生素。B 族维生素有 12 种以上，被世界一致公认的有 9 种，全是水溶性维生素，包括维生素 B_1、维生素 B_2、维生素 B_5、维生素 B_{11}、维生素 B_{12}、烟酸、泛酸、叶酸（维生素 B_6、维生素 B_9）等。B 族维生素是推动体内代谢，将糖、脂肪、蛋白质等转化成热量时不可缺少的物质。如果缺少 B 族维生素，则细胞功能会降低，引起代谢障碍，导致人体出现倦怠和食欲不振，同时还有损血管健康。另外，B 族维生素能够有效增强机体的免疫力，同时帮助维持血压稳定。

富含 B 族维生素的食物：

①含有丰富维生素 B_1 的食物：小麦胚芽、猪腿肉、大豆、花生、里脊

肉、火腿、黑米、鸡肝、胚芽米等。

②含有丰富维生素 B_2 的食物：七鳃鳗、牛肝、鸡肝、香菇、小麦胚芽、鸡蛋、奶酪等。

③含有维生素 B_6、维生素 B_{12}、烟酸、泛酸和叶酸的食物：动物肝脏、肉类、牛奶、酵母、鱼、豆类、蛋黄、坚果类、菠菜、奶酪等。

控制盐的摄入量

食盐又称"氯化钠"，是人们重要的食品调味品之一，也是日常生活中不可缺少的食用"元素"。食盐摄取过少会使人全身无力、精神萎靡、肌肉痉挛，还会使人脱水，严重时会使人死亡。虽然食盐对人体健康非常重要，但摄入过多的食盐也会使人们患高血压的概率大大提高。不同的家庭使用的食盐量不同，但调查研究显示，大部分家庭食用盐的使用存在超标的现象，这也是现实生活之中高血压患者增加的重要原因之一。

1 什么是低盐饮食

低盐饮食指每日摄入食盐不超过 2 克，但不包括食物内自然存在的氯化钠。

2 多吃盐为什么使血压升高

食盐的主要成分是氯化钠，它在人体内主要以钠离子和氯离子的形式存在于细胞外液中，与存在于细胞内液中的钾离子共同维持细胞内外的正常平衡状态。当人体摄入食盐过量时，由于渗透压的作用，引起细胞外液增多，血容量随之增多，同时增加了回心血量、心室充盈量和心输出量，结果使血压升高。

此外，细胞外钠离子浓度加大，将使细胞外钠离子和水分跑到细胞内，使细胞发生肿胀。当小动脉壁的平滑肌细胞肿胀后，一方面使小动脉内变狭窄，增加了外周血管阻力；另一方面增强了小动脉壁对血液中收缩血管的物质（如肾上腺素、血管紧张素等）的反应性，引起小动脉痉挛，使全身各处的细小动脉阻力增加，血压升高。高盐摄入还会引起细胞外的钙流入细胞内，并抑制钠、钙交换，使细胞钙排出减少，最终导致血管平滑肌细胞内钙离子浓度升高，引起血管平滑肌收缩，外周血管阻力增加，进而导致血压升高。

3 减盐可预防高血压

人群的血压水平和高血压的患病率都与食盐的摄入量密切相关。食盐摄入量增加时，血压就会升高。50岁以上的人和有家族性高血压的人，其血压对食盐摄入量变化更为敏感。高盐饮食还可以改变血压昼高夜低的变化规律，变成昼高夜也高，这时发生心脑血管意外的风险就大大增加。无论是健康人群还是高血压患者，食盐的摄入量减少后，其平均收缩压和舒张压都有一定程度的降低。

如何减盐？在日常生活中，首先要自觉纠正口味过咸而过量添加食盐和酱油的不良习惯，对每日食盐摄入采取总量控制，每餐按量放入菜肴。一般每20毫升酱油中含有3克食盐，每10克黄酱中含有1.5克食盐，如果菜肴需要用酱油和酱类，应按比例减少其中的食盐用量。习惯过咸食物者，为满足口感的需要，可在烹制菜肴时放少许醋，帮助自己适应少盐食物。

4 少食腌制食物和含钠量高的食物

应少食腌制的食物，如酱、酱菜、咸肉、熏肉、午餐肉、香肠、热狗等；少食含钠量高的食物，如添加了亚硝酸盐的火腿肠、加入了小苏打的面食和糕点等；少食咸味浓的快餐，如汉堡包、油炸土豆等；少食用面包屑包裹、油炸、熏制、罐装、盐浸的鱼；注意少喝含盐饮料，等等。

除腌制食品、熟肉制品、方便快餐和零食中含盐高外，味精、酱油、番茄酱、甜面酱、黄酱、辣酱和腐乳等调味品中也有大量"藏起来"的盐。因此，烹饪食物时，最好用醋、芝麻酱、咖喱、料酒、香料来调味，加蒜、姜、葱和胡椒等来提味。

做菜时需先炒菜后加盐，菜炒熟准备出锅时放入适量的盐，这样就不会感觉减盐后口味淡了。

除此之外应该少吃含高脂肪、高胆固醇的食物，还应戒烟，不酗酒，平时多参加体育运动。如此一来健康才能得到保证，才能快乐地生活。

醋有利于降压

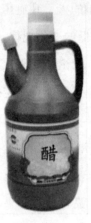

醋是日常生活中常用的一种调味品，其含丰富的钙、氨基酸、B族维生素、乳酸、葡萄酸、琥珀酸、糖分、甘油、醛类化合物以及一些盐类。平日里，经常听到有人说"多喝醋能降血压"，这种说法对吗？

日本大阪外国语大学保健管理中心曾经做过一个试验。研究人员让一组成年高血压患者每日饮用含 15～30 毫升醋的饮料，8 周之后，发现这组患者的血压比另一组未服用醋饮料患者的血压有一定程度的下降。因此，高血压患者平时应该多吃点醋。

醋拌蜇头、醋熘土豆丝、西湖醋鱼等，都是适合高血压患者的可口菜肴。没有高血压的人，做菜时适当加点醋不仅能增进食欲、帮助消化，还能起到软化血管，防止血管内杂质沉积，预防高血压的作用。

除此之外，现在比较流行的水果醋也是适合高血压患者的保健饮品。它的口感比调味醋更柔和，并含有丰富的矿物质钾，可以帮助人体排出过剩的钠，长期饮用可以达到预防高血压的目的。虽然醋对降血压有一定的效果，但单纯喝醋对胃还是有损害的。所以，醋可以用来腌渍花生等，作为调节血压的食疗方法。这样既不会对胃造成损害，又能有效降低血压。

特别需要提醒的是，醋虽然也可以降低血压，是生活中食疗的一种方法，但还需要配合相关药物进行治疗。所以，一旦确诊有高血压，就要在医生的指导下按时服药，不要吃吃停停。

降压吃什么

降压蔬菜

蔬菜对高血压患者有益无害，它含有大量的维生素 C 及果酸，能将体内多余的胆固醇排出体外，从而有效地预防动脉硬化的发生。蔬菜中含钠盐极少而含钾盐较多。众所周知，钠在高血压的发病中起着一定作用，而钾的作用恰恰与钠相反，钾对血压的降低起着一定的作用。

因此，多吃蔬菜一方面可以通过钠盐比例下降、钾盐比例上升，从而达到降压的作用；另一方面由于蔬菜中含脂肪及糖类极少，多吃也不会使人发胖。同时，蔬菜中含有较多的纤维素，能促进肠蠕动，使过多的脂肪排出，对减肥非常有利。

蔬菜的品种繁多，但并非个个都对高血压患者有好处，如土豆、山芋、南瓜等含淀粉和糖较高的就不宜多吃。目前来说，大家公认的、较好的对症蔬菜有西红柿、芹菜、海带、莼菜、木耳、荸荠、西蓝花、香菜等。

下面给大家介绍几种常见的降血压蔬菜，供大家参考。

1 芹菜——保护血管、降低血压，且有镇静作用

芹菜性微寒，味甘苦，无毒，富含蛋白质、碳水化合物、胡萝卜素、B族维生素、钙、磷、铁等物质。芹菜中含有芹菜素，它能够起到降压和影响中枢神经的作用。由于芹菜的钙、磷含量较高，所以它有一定的镇静和保护血管作用，既可增强骨骼，又可预防小儿软骨病。叶茎中还含有芹菜苷、佛手苷内酯和挥发油，具有降血压、降血脂、防治动脉粥样硬化的作用；对神经衰弱、月经失调、痛风、抗肌肉痉挛也有一定的辅助食疗作用。常吃芹菜，

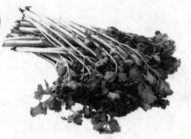

尤其是吃芹菜叶，对预防高血压、动脉硬化等都十分有益，并有辅助治疗作用。在生活中，人们习惯把芹菜叶摘掉抛弃，这是不科学的，营养成分叶绿素都含在叶中，叶比茎营养价值更高。所以，在食用时除烂、黄叶摘掉外，应茎叶同食。

推荐吃法：凉拌芹菜。芹菜连根洗净，切成丝，放沸水锅中烫一下即捞出。鲜姜末、醋、味精、盐适量，放入碗中调成汁，倒在芹菜丝上，浇上香油，拌匀即可。也可将芹菜根洗净榨汁，加蜂蜜每日早上口服，降脂降压效果更好。

② 胡萝卜——降压、降糖、强心

胡萝卜营养十分丰富，含有维生素 B_1、维生素 B_2、维生素 C、烟酸、钙、磷、钾、铁等物质。胡萝卜素中含的槲皮素、山柰酚能增加冠状动脉血流量，降低血脂，促进肾上腺素的合成，因而有降压强心的作用。胡萝

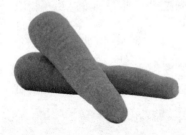

卜里含有大量的生物钾，钾进入血液后能将血液中的油脂乳化，同时能有效地溶解沉积在血管壁上的胆固醇硬化斑块，并将这些体内垃圾排出体外，达到降血脂、降低血液黏稠度、净化血液、增加血管弹性、改善微循环的效果。胡萝卜中还含有琥珀酸钾盐，有助于防治血管硬化，降低胆固醇和血压。另外，胡萝卜中的叶酸能减少冠心病发病因素。高血压患者饮胡萝卜汁后，有很好的降压作用。吃较多胡萝卜的人群，比吃较少胡萝卜的人群，心脏病发病率几乎减少50%。所以，高血压患者多吃胡萝卜也是有益的。

推荐吃法：蒸胡萝卜。取胡萝卜2根，洗净，切掉两端，放到饭锅上蒸熟，即可食用。

三分钟高血压健康疗法

3 茄子——降低血压及血液中胆固醇浓度

现代研究证明，茄子的紫色皮中含有丰富的维生素 E 和维生素 P，是其他蔬菜无法比拟的。其中的维生素 P 具有增加毛细血管的弹性，改善微循环的作用，对高血压、动脉硬化及坏血病，均具有一定的预防作用。而茄子纤维中的皂草甙，具有降低胆固醇的功效。所以，茄子对于高血压、动脉硬化的患者来说是食疗佳品。

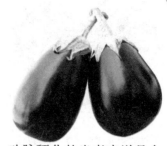

推荐吃法：蒸茄子。取茄子 1 个，洗净切开置碗内，直接放蒸笼上蒸 20 分钟（也可放微波炉内大火蒸 10 分钟，但要加盖）。蒸至烂熟，手撕成条状，加细盐、蒜汁、醋和香油，凉拌食用。

4 洋葱——降低血液黏稠度，防治高血压

洋葱是唯一含前列腺素 A 的蔬菜。前列腺素 A 能扩张血管、降低血液黏稠度，因而会产生降血压、减少外周血管和增加冠状动脉的血流量、预防血栓形成的作用。前列腺素 A 能对抗人体内儿茶酚胺等升压物质的作用，又能促进钠盐的排泄，从而使血压下降，经常食用对高血脂患者和心脑血管病患者都有保健作用。另外，洋葱所含甲苯磺丁脲类似物质有一定的降血糖功效，能抑制高脂肪饮食引起的血脂升高，可防止和治疗动脉硬化症。

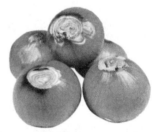

推荐吃法：凉拌洋葱。将洋葱洗净后切成细丝，浸于水中，十分钟后捞出，放蚝油、陈醋、酱油、香菜、柠檬汁、辣椒油（芥末），调拌即可。

5 番茄——高钾低钠，有利于防治高血压

番茄中的番茄红素、维生素 P、B 族维生素、维生素 C 及芦丁等有保护血管、预防高血压的作用，并能改善心脏功能。另外，番茄含有大量的钾及碱性矿物质，能促进血中钠盐的排出，有利于维持体内水、酸碱平衡与

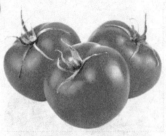

渗透压，有降压、利尿、消肿作用，对高血压、肾脏病有良好的辅助治疗作用。

推荐吃法：番茄炒鸡蛋。将番茄洗净切块，鸡蛋打散备用。锅内上油加热，将鸡蛋炒熟盛出。另起锅放少许食用油，放入葱、姜爆香，倒入番茄翻炒，炒至出汁，加入已炒好的鸡蛋，翻炒均匀，再加入盐、鸡精即可。

6 荠菜——快速降低血压

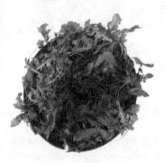

冬末春初，正是荠菜飘香的季节，自古以来我国人民就有食荠菜的习惯。高血压患者吃点荠菜，不仅有助于降低血压，还能增强机体免疫功能，健胃消食。

现代药理研究证明，荠菜中所含的乙酰胆碱、谷甾醇和季胺化合物，不仅可降低血液及肝里胆固醇和甘油三酯的含量，还能扩张冠状血管，降低血压。另外，荠菜中含有丰富的胡萝卜素，对治疗高血压也有很好的疗效。

推荐吃法：清炒荠菜。荠菜 200 克洗净后焯水切段，荸荠 100 克去皮、洗净、切片，芹菜 100 克洗净切成小段。素油入锅烧热，先放入芹菜翻炒 3 分钟，再加入荸荠、荠菜翻炒片刻，调入盐及味精即成。

7 香菇——稳定、降低血压，保护血管

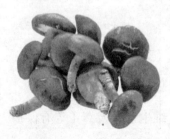

现代研究证明，香菇中所含有的嘌呤、胆碱、酪氨酸、氧化酶以及核酸物质具有降低胆固醇和防癌作用，可称为餐桌上的降脂佳肴。

推荐吃法：香菇清汤。鲜香菇 10 个，加水，小火煮 15 分钟，不加盐食用。经常早晨空腹适量饮用此汤，有助于减肥，消除过多脂肪。高血压、高脂血症患者及感冒初期患者都可用此汤食疗。

8 海带——降低血压，使血压保持稳定

海带营养丰富，是一种低脂而富含碘、钙、铜、硒等多种微量元素的海藻类食物，能降低人体血清总胆固醇、甘油三酯的浓度，同时还可降低血压，防止血管硬化，适宜高血压病、高脂血症、冠心病、糖尿病和动脉硬化之人食用。

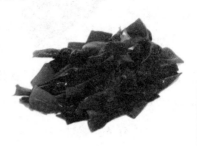

推荐吃法：降压清热海带汤。取海带、海蜇皮各50克，白萝卜1条。海带洗净切段，白萝卜去皮切块，海蜇皮洗净切丝，加盐调味。放水4碗煲汤，煲2小时至萝卜软烂即可饮食。

9 黑木耳——可减少老年人高血压诱发脑血栓的可能性

黑木耳含有的维生素K进入血液中能有效抑制血液凝结，防止血块的产生，预防血栓的形成。黑木耳内还含有一种类核酸物质，可以降低血中的胆固醇水平，对冠心病、动脉硬化患者颇有益处。另外，黑木耳能够通便，降低血液黏稠度，对高尿酸血症也有好处。经常食用黑木耳，可降低血液黏稠度，减少动脉硬化、心肌梗死和脑梗死的发生率。

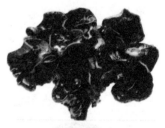

推荐吃法：凉拌黑木耳。取水发黑木耳250克，水发海米25克，精盐、味精、蒜泥、姜末、麻油、鲜汤各适量。将黑木耳洗净，摘成小块，放入沸水中氽一下，沥干，放入盘中，用精盐、鲜汤、味精拌匀，放姜末、蒜泥，淋上少许麻油即可。

10 莴笋——强心，利尿，降血压

莴笋味道清新，略带苦味，能刺激消化酶分泌，增强食欲。莴笋中无机盐、维生素含量较多，其中钾含量大大高于钠含量，有利于体内的水、电解

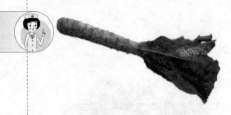

质平衡，促进排尿和乳汁的分泌。对高血压、水肿、心脏病患者有一定的食疗作用。此外，莴笋中含有少量的碘元素，它对人的基础代谢、心智和身体发育甚至情绪调节都有重大影响。

推荐吃法：蒜蓉莴笋。莴笋600克，橄榄油5毫升，盐2克，蒜蓉10克。莴笋去皮，洗净，切长条，不要切太细。锅烧热，倒油，放蒜蓉爆香，倒入切好的莴笋条，爆炒。莴笋容易熟，需要快速翻炒，出锅时放盐炒均即可。

11 茼蒿——降压补脑

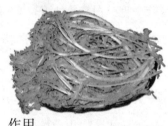

茼蒿中含有多种氨基酸、脂肪、蛋白质及较高量的钠、钾等矿物盐，能调节体内水液代谢，通利小便，消除水肿。茼蒿中还含有一种挥发性的精油以及胆碱等物质，具有降血压、补脑的作用。

推荐吃法：凉拌茼蒿。取茼蒿适量，洗净切成段，用开水焯熟，捞出挤干水分，用精盐、味精、孜然粉、五香粉、芥末油、醋、生抽、香油、蒜末拌匀即可。

12 冬瓜——有助于减轻体重，降低血压

冬瓜中的胡卢巴碱能促进人体新陈代谢，其富含的丙醇二酸能有效控制

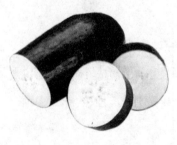

体内的糖类转化为脂肪，防止体内脂肪堆积，还能把多余的脂肪消耗掉，对防治高血压、动脉粥样硬化和促进减肥都有良好效果。冬瓜中的膳食纤维能刺激肠道蠕动，使肠道里积存的有毒物质尽快排泄出去；冬瓜多糖还有增加机体抵抗力的作用。另外，冬瓜也是很好的利尿食品。冬瓜炒菜、煮汤、榨汁都是很好的吃法。

推荐吃法：炒冬瓜。取冬瓜50克，水20毫升，酱油1/4小匙，盐1/4小

匙，香菜2棵，糖、葱适量。将冬瓜切片，锅热后放很少的油，放葱和冬瓜片，翻炒后加一些水，加酱油，加一点糖，炒到冬瓜透明，再加适量盐，爱吃淡的也可以不加盐，直接加香菜碎拌匀既成。

13 紫菜——降低血压、稳定血压

紫菜的蛋白质、铁、磷、钙、核黄素、胡萝卜素等含量居各种蔬菜之首，故紫菜又有"营养宝库"的美称。紫菜，对辅助降压有一定帮助。每100克紫菜中含有镁460毫克，镁对防治心血管疾病有一定效果，可以预防身体软组织的钙化，保护动脉血管的内皮层，达到预防动脉粥样硬化和降压的目的。

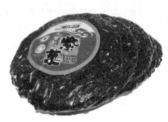

同时，镁离子本身还可以缓解各种应激反应，在紧张或者压力大时引起去钾肾上腺素的释放，也可以达到使全身放松以及降压的效果。

推荐吃法：紫菜蛋花汤。取紫菜、鸡蛋、虾米各适量。将紫菜洗净撕碎放入碗中，加入适量虾米。在锅中放入适量的水并烧开，然后淋入拌匀的鸡蛋液。等鸡蛋花浮起时，加盐、味精然后将汤倒入紫菜碗中，淋2～3滴香油即可。

14 黄瓜——保护心血管，降低血压

鲜黄瓜内含有的丙醇二酸可以抑制糖类物质转化为脂肪。黄瓜中还含有纤维素，对促进肠蠕动、加快排泄和降低胆固醇有一定的作用。黄瓜的热量很低，对于高血压、高血脂以及合并肥胖症的糖尿病，是一种理想的食疗蔬菜。

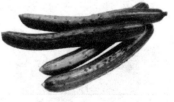

推荐吃法：炒黄瓜。取黄瓜适量，将黄瓜洗净切成丝或片，放油，然后下锅爆炒，加入适当的调味料即可。

15 苦瓜——防治高血压

苦瓜是人们非常喜欢吃的蔬菜之一，不仅营养丰富而且有很好的防治疾

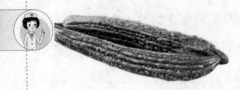

病的效果。苦瓜含有丰富的蛋白质、钙、锌、铁等营养物质，还含有大量的维生素C，能很好地预防心脑血管疾病，具有降血压、降血脂、清热解毒、滋养肌肤、美容减肥等效果。

推荐吃法：炒苦瓜。取苦瓜3根，小葱2根，盐、味精、糖、麻油各适量。将苦瓜洗净，切成条备用。小葱切成段，放入油锅内爆香，下入苦瓜，迅速翻炒。与此同时，加入盐、糖，约炒1分钟后，加入味精，翻炒半分钟熄火，淋上少量麻油，即可装盘。

16 竹笋——防治高血压

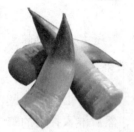

竹笋除含有丰富的植物蛋白外，还含有胡萝卜素、维生素 B_1、维生素 B_2、维生素C和钙、铁、镁等营养成分。竹笋具有低脂肪、低糖、高纤维素的特点，含有大量的钾元素，而钾元素可使体内多余的钠元素排泄出来，适量地吃竹笋对于高血压患者来说大有裨益。

推荐吃法：油焖笋。取春笋、料酒、盐、生抽、老抽、白糖、油、香油、葱花各适量。春笋去外壳，去掉老根，洗净切滚刀块入沸水锅焯水后捞出沥干。热锅上油，油热后，下焯好的笋块煸炒，加料酒、生抽、老抽、白糖、盐、翻炒均匀。盖上盖焖4～5分钟，淋香油洒上葱花起锅即可。

17 竹荪——预防心血管疾病

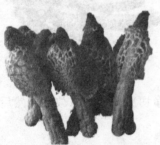

竹荪含有丰富的氨基酸、维生素、无机盐等，可补充人体必需的营养物质，提高机体的免疫抗病能力，具有滋补强壮、益气补脑、宁神健体的功效。竹荪还能够保护肝脏，减少腹壁脂肪的积存，有俗称"刮油"的作用，从而产生降血压、降血脂和减肥的效果。

推荐吃法：竹荪银耳汤。取干竹荪25克，干银耳20克，冰糖200克。用冷水将竹荪、银耳分开泡发，摘蒂去泥洗净。将竹荪切成5厘米长的段，银耳用温水漂洗几遍。冰糖用水溶化，撇去浮沫，放入竹荪、银耳煮熟，装碗即成。

18 平菇——降低血压

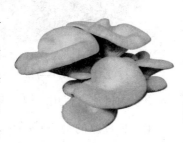

平菇又称"侧耳"，是常见的食用真菌，含有较多的膳食纤维、微量元素、维生素以及活性多糖，具有一定的降血脂、软化血管以及降血压等功效。另外，平菇中的蛋白多糖体对癌细胞有很强的抑制作用，能增强机体免疫功能。常食平菇可以改善人体的新陈代谢，减少人体血清胆固醇，降低血压。高血压患者可适量食用。

推荐吃法：凉拌平菇丝。取鲜平菇350克，酱油、麻油各适量。将麻油、酱油放入小碗内搅匀。将平菇去杂洗净，放入沸水锅中汆一下捞出，切丝后装盘，浇上麻油、酱油即成。

19 白菜——降脂降压

很少有人知道，廉价的白菜同样是高血压患者的降压法宝，这是因为在白菜中含有大量的维生素C，可减少血液中胆固醇的含量，促进血液流通顺畅，对预防动脉粥样硬化或某些心血管病大有好处，特别适合高血压患者食用。

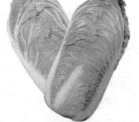

推荐吃法：醋熘白菜帮。取白菜帮适量，蒜片、干辣椒、盐、鸡精、白醋各适量。白菜帮切条，放在清水中浸泡5分钟左右。锅里放底油烧热，放入干辣椒、蒜片，炒出香味，放入白醋、盐、鸡精调味，最后放入切成条的白菜帮，翻炒数下，即可出锅。

20 马齿苋——降低血压

马齿苋又名"长寿菜"，含有钾盐、黄酮类、强心苷等活性物质和丰富的脂肪酸，能抑制人体内血清胆固醇等的生成，促进血管扩张，阻止动

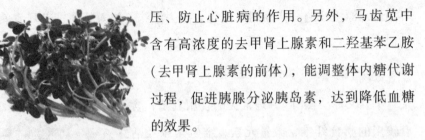

脉管壁增厚，可以预防血小板聚集、冠状动脉痉挛和血栓形成，起到降压、防止心脏病的作用。另外，马齿苋中含有高浓度的去甲肾上腺素和二羟基苯乙胺（去甲肾上腺素的前体），能调整体内糖代谢过程，促进胰腺分泌胰岛素，达到降低血糖的效果。

推荐吃法：凉拌马齿苋。马齿苋段放入沸水锅内焯至色碧绿，捞出，放入凉水内过凉，待用。取一只碗，放入味精、醋、辣椒油、盐、香油，搅匀待用。将过凉的马齿苋捞出，沥干水分，放入容器中，加入调好的调味汁，拌匀即可。

21 西葫芦——降压养心脏

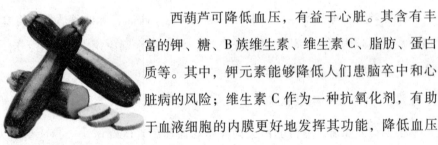

西葫芦可降低血压，有益于心脏。其含有丰富的钾、糖、B族维生素、维生素C、脂肪、蛋白质等。其中，钾元素能够降低人们患脑卒中和心脏病的风险；维生素C作为一种抗氧化剂，有助于血液细胞的内膜更好地发挥其功能，降低血压和防止动脉栓塞。

推荐吃法：生拌西葫芦。取西葫芦一只，蒜末、干辣椒、盐、白醋、糖、食用油各适量。将西葫芦刨成细丝，加入适量盐腌制一下，将腌制出的汁挤出，再加入干辣椒、蒜末、白醋、一勺糖，拌匀即可。

22 菠菜——降低血压

菠菜中含有大量胡萝卜素、矿物质（钾、钙、铁等）和维生素C等物质，可以减慢自由基对血管的伤害。在增加人体血管弹性和促进血液循环的同时，降低血压，有效预防心脏病。

推荐吃法：凉拌菠菜。新鲜菠菜250克，置沸水中烫约 3 分钟，捞起，加盐、麻油拌食即可。

23 大蒜——降低血压

大蒜含有多种含硫挥发性化合物、硫代亚磺酸酯类、甙类、多糖、脂类等化合物。大蒜具有良好的杀菌、抗病毒、抗炎、消肿瘤、降血脂、保护血管、降低血压、保肝等作用。大蒜可生食，也可煮食、煨食，或做配料。

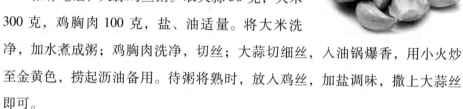

推荐吃法：大蒜鸡丝粥。取大蒜 50 克，大米 300 克，鸡胸肉 100 克，盐、油适量。将大米洗净，加水煮成粥；鸡胸肉洗净，切丝；大蒜切细丝，入油锅爆香，用小火炒至金黄色，捞起沥油备用。待粥将熟时，放入鸡丝，加盐调味，撒上大蒜丝即可。

24 韭菜——降低血压

韭菜含有挥发性精油及含硫化合物，更具降低血脂的作用，所以韭菜可以作为降血压的蔬菜，减轻高血压患者的症状。此外，韭菜富含纤维素，能增强肠胃蠕动，对预防肠癌有极好的效果。

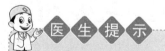

推荐吃法：韭菜炒鸡蛋。取鸡蛋、韭菜各适量。韭菜切段，鸡蛋打散并加入少量盐，将韭菜与鸡蛋搅拌在一起。锅入油，将韭菜鸡蛋液倒入并煎成金黄色装盘即可。

医 生 提 示

降压食物有保护血管和降低血压、血脂，预防血栓形成的功效。但是这些食物并不能代替药品，在治疗高血压的过程中，只起辅助作用。治疗高血压是一个漫长的过程，患者不仅要长期坚持吃药，而且应该在生活起居中养成良好的饮食习惯，这样才能真正取得最佳的治疗效果。

三分钟 高血压 健康疗法

水果含有大量的维生素和钾、镁、铁、钙等矿物质。水果中的维生素P含量较高，可降低血液中胆固醇的含量，还可增加血管壁的抗病能力，对高血压脑出血有一定的预防作用。

维生素E被誉为"抗衰老剂"，它有保护红细胞和抗凝血作用，还能降低机体对氧的需求量，对合并冠心病及脑供血不良的高血压患者大有好处；镁不仅能防止高血压病的发生，还能治疗高血压病，临床上常用硫酸镁来降压；铁是造血的必要成分之一；钙对神经、肌肉起着重要作用。

对高血压有防治作用的水果很多，如西瓜、柠檬、橘子、山楂、柿子、苹果、猕猴桃、杧果、葡萄、大枣等。

1 猕猴桃——降压防癌

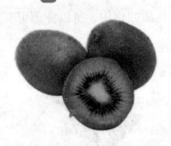

猕猴桃，又名"奇异果"。猕猴桃营养丰富，含有蛋白质、脂肪、胡萝卜素、糖、钙、磷、铁、镁、钠、钾及硫等物质。常食猕猴桃果和汁液，有降低胆固醇及甘油三酯的作用，亦可抑制致癌物质的产生，对高血压、高血脂、肝炎、冠心病、尿路结石有预防和辅助治疗作用。但是猕猴桃性寒，易伤脾阳而引起腹泻，故不宜多食。脾胃虚寒者应慎食，大便溏泻者不宜食用，先兆性流产、月经过多和尿频者忌食。

2 香蕉——抑制血压升高

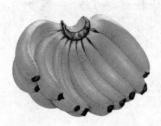

香蕉内含钾，可使过多的钠离子排出，使血压降低。香蕉所含的另外一种降血压的物质就是钙，如果将香蕉切成小块，跟富含钙质的牛奶一起放入果汁机中打匀，就成了一杯抗高血压的果汁了。另外，香蕉含有大量的膳食纤维，可刺激肠胃蠕动，增加粪便体积，帮助排便，可预防便秘。

3 柿子——平肝降压，保护血管

柿子外观扁圆，具有很高的营养价值，含有丰富的蔗糖、葡萄糖、果糖、蛋白质、胡萝卜素、维生素C、瓜氨酸、碘、钙、磷、铁等物质。柿子所含维生素和糖分比一般水果高1～2倍，这也是柿子甜的原因。柿子有助于降低血压，软化血管，增加冠状动脉

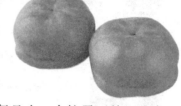

血流量，并且能活血消炎，改善心血管功能。每日吃一个柿子（约100克），能够起到降压的作用，它对于心血管来说是一种天然的保健品。另外，柿子富含果胶，它是一种水溶性的膳食纤维，有良好的润肠通便作用，对于纠正便秘、保持肠道正常菌群生长等有很好的作用。

4 西瓜——所含甙类成分能降低血压

对于高血压患者来说，西瓜无疑是最好的降压水果，这是因为在西瓜中含有非常有利于降血压的钙和钾等微量元素。特别是在炎热的夏季，高血压患者的血压极其不稳定，通过吃西瓜不仅能够驱赶炎热，同时还能快速地稳定血压。

实际上，除了降压外，西瓜还富含多种维生素，能够抗氧化，增强免疫力，防止细胞损伤，并促进牙齿和牙龈健康。另外，西瓜还含有大量的硫胺素、镁、钾，如果你不愿意吃菠菜和其他深绿色叶类蔬菜，西瓜将是非常健康的替代品。

5 金橘——对高血压、血管硬化、冠心病患者有益

金橘不仅美观，而且果实含有丰富的维生素C、金橘甙等成分，对血管硬化、高血压等疾病有一定的疗效。作为食疗保健品，金橘蜜饯可以用来开胃，饮金橘汁能生津止渴，加萝卜汁、梨汁饮服能治咳嗽。

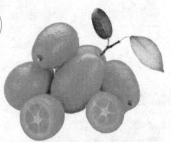

金橘最好洗干净后直接嚼食，金橘里含有维生素 C，54 摄氏度以上的温度会破坏维生素 C，而且金橘皮的营养物质比金橘肉还要多，所以最好果皮和果肉一起吃，也可榨汁喝，但会损失植物纤维素。

6 苹果——对嗜盐过多的患者尤其有效

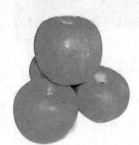

苹果中含有较多的钾，能与人体过剩的钠盐结合，使之排出体外。当人体摄入钠盐过多时，吃些苹果有利于平衡体内电解质。苹果中含有的磷和铁等元素，易被肠壁吸收，有补脑养血、宁神安眠作用。吃苹果还可以减少血液中胆固醇含量，增加胆汁和胆汁酸分泌功能，因而可避免胆固醇沉淀在胆汁中形成胆结石。

7 桃子——帮助人体排出多余的盐分，辅助降低血压

桃子果汁多，味美，芳香诱人，色泽艳丽，营养丰富。桃子的果肉中富含蛋白质、脂肪、有机酸、类胡萝卜素、糖、钙、磷、铁、钾和 B 族维生素、维生素 C 及大量的水分。其中富含的多酚等物质，可能直接影响激素的分泌和活性；其富含的钾元素还可以帮助体内排出多余的盐分，从而起到降低血压、保护心脑血管的效果。此外，桃子的含铁量较高，是缺铁性贫血患者的理想辅助食物。

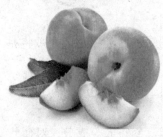

桃子通常用来生吃，也可制作成桃脯、桃酱等美味的小吃。鲜桃食用前要将桃毛洗净，以免刺激皮肤，引起皮疹；或吸入呼吸道，引起咳嗽、咽喉刺痒等症状。在存放桃子时要注意环境，通风干燥即可，不宜放入冰箱冷冻，否则容易使桃子变酸。桃子虽然营养美味，但是要适量食用，否则容易引起拉肚子或者上火。

8 橙子——降低患心脏病的风险

橙子含有维生素 A、B 族维生素、维生素 C、维生素 D 及柠檬酸、苹果酸、果胶等成分，也能提供相当数量的胡萝卜素和钾、钙、铁等矿物质。橙子中的维生素 P、维生素 C 均能增强毛细血管韧性，其中的果胶能帮助尽快排泄脂类及胆固醇，并减少外源性胆固醇的吸收。因此，经常吃橙子可以降低血脂、血压，降低患心脏病的可能。对于高血压患者来说，橙子是值得选择的水果。

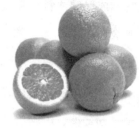

9 李子——稳定血压

李子的营养元素含量十分丰富，除了富含我们所熟知的糖、蛋白质、脂肪、胡萝卜素、维生素 B_1、维生素 B_2 等成分之外。李子中还含有其他矿物质、多种氨基酸、天门冬素以及纤维素。这些微量元素不仅能够保持身体健康，同样对于我们身体的疾病还有一定的抑制作用。李子的核仁中含苦杏仁甙，具有很高的药用价值。药理研究证实，它们有显著的利水降压作用，对于高血压患者来说，可以起到很好的降压功效，并可加快肠道蠕动，促进干燥的大便排出，同时也具有止咳祛痰的作用。

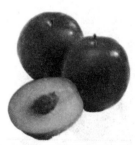

10 柠檬——改善高血压症状

柠檬性平、味酸，具有生津止渴和祛暑安胎的功效。柠檬果实含有橙皮甙、柚皮甙、柠檬酸、奎宁酸等有机酸以及维生素 A、B 族维生素、维生素 C、烟酸、糖类、钙、磷、铁等成分。柠檬果实汁多肉脆，闻之芳香，食之极酸，一般不宜生吃。但它是"柠檬酸的仓库"，可加工成各种饮料、果酱、罐头等；还能做西餐的调味品，佳肴加入柠檬汁后便芳香四溢。现代医学研究表明，柠檬酸与

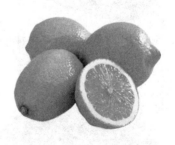

钙离子结合成可溶解性络合物，具有缓解钙离子促进血液凝固的作用，因而可用于预防和治疗高血压及心肌梗死。多年来，医药界十分重视柠檬，并把它制成保健饮料，高血压、心肌梗死患者饮用既可以保护血管，又可以改善血液循环。

11 菠萝——改善血循环

菠萝果实品质优良，营养丰富，含有大量的果糖、葡萄糖、B族维生素、维生素C、磷、柠檬酸和蛋白酶等物质。常食菠萝能加强体内纤维蛋白的水解作用，改善血循环，消除水肿。

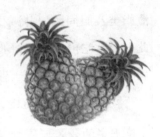

12 山楂——平稳降压

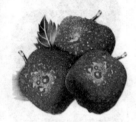

山楂又叫"山里红""红果"。山楂内含有糖类、维生素、脂肪、胡萝卜素、蛋白质、苹果酸、枸橼酸、钙和铁等物质，尤以维生素C的含量丰富，其含量比苹果、梨、桃子还多。中医认为，山楂具有开胃消食、化滞消积、活血化瘀的功效。现代医学认为，山楂能扩张冠状动脉、舒张血管、清除脂肪、改善动脉粥样硬化。

13 乌梅——有利于降压

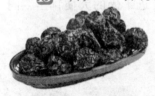

乌梅富含枸橼酸、苹果酸、琥珀酸等物质，对高血压引起的头晕失眠、夜难入睡十分有效，具体的做法是取乌梅3枚加冰糖及适量开水炖服，可起到降压、安眠、清热生津的作用。

14 桑葚——预防高血压

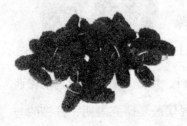

桑葚具有免疫促进作用，对脾脏有增重作用，对溶血性反应有增强作用，可防止人体动脉硬化、骨骼关节硬化，促进新陈代谢。桑葚中的脂肪酸具有分解脂肪、降低血脂、防止血

管硬化等作用。桑葚可以促进血中红细胞的生长，防止白细胞减少，并对治疗糖尿病、贫血、高血压病、高血脂、冠心病、神经衰弱等病症具有辅助功效。

15 葡萄——预防心脑血管疾病

葡萄味甘微酸、性平，具有补肝肾、益气血、开胃生津和利便之功效。适用于气血虚弱、肺虚咳嗽、心悸盗汗、水肿等症，也可用于脾虚气弱、气短乏力、小便不利等病症的辅助治疗。现代研究发现，葡萄中含有钙、钾、磷、铁等矿物质以及多种维生素，还含有多种人体所需的氨基酸。葡萄能有效阻止血栓形成，降低人体血清胆固醇水平和血小板的凝聚力，对预防心脑血管疾病有一定作用。

16 梨——增加血管弹性，降低血压

梨肉脆、汁多、酸甜可口，营养丰富，有益健康。梨中含有大量的维生素A、胡萝卜素、蛋白质、糖类、钙、磷，具有软化血管、降压、净化人体器官、清热、镇静的作用，对于高血压、心脏病、头晕目眩耳鸣的患者来说，非常有益。梨中富含的膳食纤维还可帮助人们降低胆固醇含量，有助于减肥。在空气污染比较严重情况下，多吃梨可改善呼吸系统功能。

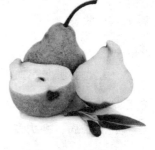

在保存方法方面，没熟透的梨放在室温下会继续成熟，成熟后的放在冰箱里可保存几天。有些在成熟过程中不变色，仍然呈绿色，轻压一下，皮轻轻陷下的梨就可以吃了。梨子一旦熟透了，就要尽快食用，以防止其变质。还要注意的是，不要将梨挤在一起放置，也不要放在密封的口袋或容器里，因为它们产生的气体会加快变质的速度。

17 柑橘——防治高血压

柑橘果实能润肺理气；新鲜橘汁含多种氨基酸、

维生素，对人体新陈代谢十分有帮助，具有多种保健功效；橘瓤表面的白色丝络含维生素 P，能防治高血压，具有化痰的功效。

18 草莓——辅助治疗高血压

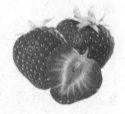

草莓味甘性凉，有润肺生津、健脾和胃、补血益气、凉血解毒、消暑利尿的功效，还可辅助治疗高血压、动脉硬化、冠心病、坏血病、结肠癌等疾病。

降压粗粮

我国人民是以谷类食物为主的，人体所需热能约有 80%、蛋白质约有 50% 是由谷类提供的。谷类含有多种营养素，以碳水化合物的含量最高，而且消化利用率也很高。谷类包括小麦、稻谷、小米、高粱等，是人体最主要、最经济的热能来源，它们能够提高我们的耐力，帮我们远离高血压、肥胖、糖尿病、疲劳、营养不良、神经系统失常、胆固醇相关心血管疾病以及肠功能紊乱。

血压是心脏泵出血液对血管产生的压力，当压力超过正常限值则称之为高血压。控制血压至关重要，因为血压偏高会带来动脉硬化、脑损伤、肾脏疾病、心脏病、视力受损等问题。多种谷物均有降低血液中胆固醇的作用，有助于降低血压。近年的科学研究表明，由于谷物可以明显缓解糖尿病患者餐后高血糖的状态，减少 24 小时内血糖波动，减少胰岛素的分泌，所以谷物有利于糖尿病患者的血糖控制。另外，谷物食品富含抗氧化剂、矿物质和膳食纤维，具有预防脑卒中的功效。

为了提高谷类的营养价值，最好采取多种粮食混合食用的办法，即粗细粮混食，这样通过食物的互补作用，使食物蛋白质氨基酸的种类和数量更接近人体的生理需要。

三分钟 高血压 健康疗法

1 黄豆——高血压患者的优质食物

黄豆中含有丰富的钾元素，每 100 克黄豆含钾量高达 1503 毫克，比很多蔬菜、水果的含钾量都要高。长期服用含有利尿成分的降压药的高血压患者，经常吃点黄豆，对及时补充体内钾元素很有帮助。

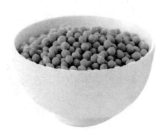

黄豆中含有的蛋白质和豆固酸还能显著改善和降低体内的血脂和胆固醇；黄豆中含有的不饱和脂肪酸和大豆磷脂等成分，对于保持血管弹性和防止脂肪肝形成也具有很好的作用。这些对于高血压患者来说，都是十分重要的。

需要强调的是，黄豆虽具有丰富的营养价值，但并非人人都适宜食用。对于高血压肾病患者而言，应慎食黄豆。此类患者由于肾脏功能损害，钾元素不容易排出体外，如果再吃黄豆，很容易导致高钾血症，出现胸闷、心慌、心律失常等情况，严重者甚至会发生猝死。

2 玉米——降糖降脂，保护血管，防治高血压

玉米中含有丰富的不饱和脂肪酸，尤其是亚油酸的含量在 60% 以上，它和玉米胚芽中的维生素 E 协同作用，可降低血液中胆固醇浓度，并防止其沉积于血管壁。玉米中富含的钙可起到降血压的功效，如果每日摄入 1 克钙，6周后血压能降低 9%。玉米含有的天然维生素 E 则

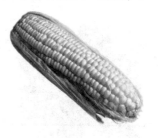

有促进细胞分裂、延缓衰老、防止皮肤病变的功能，还能减轻动脉硬化和脑功能衰退。因此，玉米对冠心病、动脉粥样硬化、高脂血症及高血压病等都有一定的预防和治疗作用。

另外，玉米含有的黄体素、玉米黄质可以对抗眼睛老化，刺激大脑细胞，增强人的脑力和记忆力；植物纤维素能加速致癌物质和其他毒物的排出；丰富的钙、磷、镁、铁、硒及维生素 A、维生素 B_1、维生素 B_2、维生素 B_6、维生素 E 和胡萝卜素等，对胆囊炎、胆结石、黄疸型肝炎和糖

尿病等有辅助治疗作用。

　　玉米的吃法很多，如做窝窝头、馒头、包子，玉米面熬粥等。每日啃一根"煮棒子"最为理想。

3 黑米——有利于控制血压

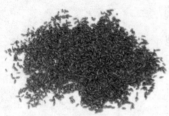

　　黑米营养丰富，含有蛋白质、碳水化合物、B族维生素、维生素C、维生素E、叶绿素、花青素、胡萝卜素、钙、磷、钾、镁、铁、锌等物质。黑米中的黄酮类化合物能维持血管正常渗透压，减轻血管脆性，防止血管破裂。黑米具有抗菌、清除自由基、改善心肌营养、降低血压、降低心肌耗氧量、抑制癌细胞生长的功效。

　　黑米不像白米那样精加工，而多半是在脱壳之后以糙米的形式直接食用，这种口感较粗的黑米适合用来煮粥。煮粥前先浸泡，充分吸收水分。泡米用的水要与米同煮，以保存其中的营养成分。此外，黑米还可以做成点心、汤圆、粽子、面包等。

4 红薯——避免过度肥胖，有效保持血压稳定

　　红薯含有丰富的淀粉、维生素、纤维素等人体必需的营养成分，还含有丰富的镁、磷、钙、钾等矿物质和亚油酸等物质。这些物质能保持血管弹性，

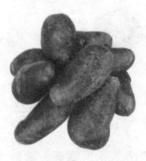

有助于预防心血管疾病，对防治高血压也十分有效。红薯中含有的钾有助于人体细胞液的电解质平衡，维持正常血压和心脏功能；β-胡萝卜素和维生素C有抗脂质氧化、预防动脉粥样硬化的作用；叶酸和维生素 B_6 有助于降低血液中高半胱氨酸水平，对降低冠心病和脑卒中发病率有重要作用。

　　大多数人以为吃红薯会使人发胖而不敢食用。其实恰恰相反，红薯是一种理想的减肥食品，它的热量只有大米的1/3，而且因其富含纤维素和果胶而具有阻止糖分转化为脂肪的特殊功能。红薯中还含有一种类似雌性激素的物

质，对保护人体皮肤、延缓衰老有一定的作用。

5 绿豆——降压明目

绿豆是我国传统的豆类食物，其中富含钙、磷、铁、维生素 A、B 族维生素、胡萝卜素等。在中医中，绿豆可以入药，具有清热解暑、清血利尿、明目降压等功效。绿豆中含有大量的皂素、纤维素、球蛋白等，可以清血、降血脂、血压及胆固醇，可更好地预防高血压病。绿豆还有排毒美肤、抗过敏的功能，比如容易口角长疮、溃烂，易长痘痘，常有过敏现象的人，应多吃绿豆。

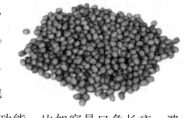

6 小米——降低血压，防止动脉硬化

小米又称"粟米"，品种繁多，常见谷粒为黄色和白色。小米含有丰富的蛋白质、B 族维生素、维生素 E、胡萝卜素以及淀粉、钙、磷、铁、糖类等物质。小米中含有的膳食纤维可以抑制脂肪与钠的吸收，有降低血压的作用。其富含的硒可以帮助人体制造前列腺素，前列腺素不仅有控制血压的功能，还能扩张血管、预防动脉硬化。

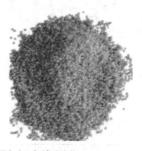

小米可单独煮熬，亦可添加大枣、红豆、红薯、莲子、百合等，熬成风味各异的营养品。小米磨成粉，可制糕点，美味可口。

7 薏苡仁——尤其适用于脾胃虚弱型高血压患者

薏苡仁除了富含碳水化合物外，还含有较多的B 族维生素和维生素 E，微量元素锌、硒、铜、锰等。薏苡仁中还含有油酸、亚油酸以及酸性多糖、薏苡多糖和挥发油。

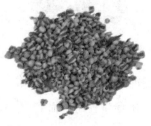

近年来，大量的科学研究和临床实践证明，薏苡仁具有重要的保健作用。薏苡仁能够扩张血管，有助于降低血压，还有增强免疫力和抗炎作用。薏苡仁中所含的薏苡仁油对细胞免疫、体液免疫有促进作用，因此也将其用于肿瘤的辅助治疗。在一定程度上薏苡仁还有助于降低血糖，适用于糖尿病患者。此外，它还具有镇静、镇痛及解热作用。

薏苡仁最简单的食用方法是将炒过的薏苡仁当茶来泡水喝，或是将炒熟后的薏苡仁磨碎，每日服薏苡仁粉。薏苡仁也可做汤，或是和绿豆一起煮成绿豆薏苡仁粥。值得注意的是，薏苡仁较坚韧，难以煮熟，煮之前需用温水浸泡2～3小时。

三分钟 高血压 健康疗法

8 蚕豆——富含蛋白质，不含胆固醇，热量低

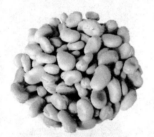

蚕豆，又称"罗汉豆"，营养价值丰富，含8种必需氨基酸。碳水化合物含量47%～60%。蚕豆中的蛋白质含量丰富，可以提高食品营养价值，预防心血管疾病；维生素C可以延缓动脉硬化。蚕豆皮中的粗纤维有降低胆固醇、促进肠蠕动的作用。

9 荞麦——膳食纤维丰富，预防高血压并发症

荞麦的营养成分含量颇高，可谓是谷类中的佼佼者。荞麦中含有19种氨基酸和多种维生素及人体有益的矿物质，更含有其他谷类很少具有的叶绿素、烟酸和芦丁。荞麦是谷类作物中唯一集七大营养素于一身的作物，内含生物

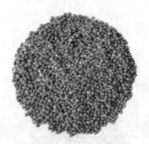

类黄酮、微量元素、天然有机硒、维生素、膳食纤维、亚油酸和蛋白质。荞麦中所含的营养成分远高于大米和玉米及其他谷类的含量。

荞麦中含丰富的维生素，是治疗心血管疾病、高血压的重要辅助良药；丰富的芦丁具有多方面的药理功能，对降低血脂、扩张冠状动脉、增强血流量有很大作用；其中所含的烟酸量是小麦的3～4倍，具有降低血脂和胆固醇的重要作用；同时含有丰富的矿物质，对心血管有一定的保护作用，尤其是所含的镁，可调节血压，抗心律失常，防动脉粥样硬化，可谓是心脏的保护伞。除了降压之外，经常食用荞麦还可以宽肠降气，健胃止痢，防治心脑血管疾病以及糖尿病。

荞麦的吃法多种多样，可以煮粥、烙饼等，常见的有用荞麦做成荞麦面、凉粉等，食用方法十分简单。

10 燕麦——预防高血压和心脑血管疾病

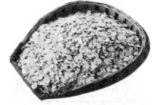

燕麦俗称"莜麦""玉麦"，是一种低糖、高营养、高能量食品。燕麦可以预防动脉硬化、高血压、脂肪肝、糖尿病、冠心病，而且对便秘以及水肿等有很好的辅助治疗作用，可增强人的体力，延年益寿。此外，燕麦中含有亚油酸，可以有效地降低人体中的胆固醇，经常食用，即可对中老年人的心脑血管病起到一定的预防作用。燕麦中还含有多种较强活力的酶类，可以帮助延缓细胞的衰老。

11 黑豆——促进血液循环，降低血压

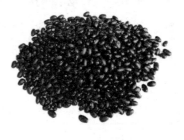

黑豆具有高蛋白、低热量的特性，外皮黑，里面黄色或绿色。黑豆含有 18 种氨基酸，特别是人体必需的 8 种氨基酸；黑豆还含有 19 种油酸，其不饱和脂肪酸含量达 80%，吸收率 95% 以上，除能满足人体对脂肪的需要外，还有降低血液中胆固醇的作用。黑豆基本不含胆固醇，只含植物固醇，而植物固醇不被人体吸收利用，又有抑制人体吸收胆固醇、降低胆固醇在血液中含量的作用。黑豆中微量元素如锌、铜、镁、钼、硒、氟等的含量都很高，而这些微量元素对延缓人体衰老、降低血液黏稠度等非常重要。黑豆中富含的钙是人体补钙的极好来源，钾在人体内起着维持细胞内外渗透压和酸碱平衡的作用，可以排出人体多余的钠，从而有效预防和降低高血压。因此，常食黑豆，能软化血管，滋润皮肤，延缓衰老，特别是对高血压、心脏病患者有益。

降压肉类

高血压患者平时饮食虽说应以清淡素食为主，但也可以吃一些肉类，比如鱼肉等低脂肪高蛋白的食物，下面介绍几种适宜高血压患者食用的肉类。

1 兔肉——阻止血栓形成，保护血管壁

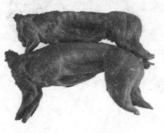

兔分为野兔、家兔两种。兔肉是一种高蛋白、低脂肪、低胆固醇的肉食，味美香浓，久食不腻，肉质鲜嫩，食后极易被消化吸收，其消化率可达85%，这是其他肉类所没有的特点。兔肉中所含的脂肪和胆固醇低于所有其他肉类，而且脂肪中所含的脂肪酸多为不饱和脂肪酸；还含有丰富的卵磷脂、多种维生素和多种人体必需的氨基酸，特别是含有较多的人体最容易缺乏的赖氨酸、色氨酸等。经常食用兔肉可保护血管壁，阻止血栓形成，对高血压、冠心病、糖尿病患者有益处。此外，吃兔肉还能增强体质，保护皮肤细胞活性，维护皮肤弹性。

2 牛肉——提高人体抗病能力

牛肉是肉类食品之一，我国的人均牛肉消费量仅次于猪肉。牛肉蛋白质含量高，而脂肪含量低，味道鲜美。牛肉营养丰

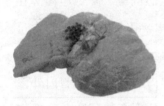

富，富含维生素 B_6、维生素 B_{12}、卡尼汀、蛋白质、亚油酸、肌氨酸、丙氨酸、钙、硒、锌、镁、铁、钾等营养物质。铁是造血必需的矿物质，牛肉中铁元素含量较高，并且是人体容易吸收的动物性血红蛋白铁。锌，是一种有助于合成蛋白质、促进肌肉生长的抗氧化剂。锌与谷氨酸盐和维生素 B_6 共同作用，可以增强免疫系统功能。镁则支持蛋白质的合成，增强肌肉力量，最重要的是可以提高胰岛素合成代谢的效率。

③ 鲫鱼——降脂降压，延年益寿

鲫鱼肉质细嫩，有益气健脾、利尿消肿、清热解毒之效，还有降低胆固醇的作用。鲫鱼所含的蛋白质质优、齐全、易于消化吸收，是肝肾疾病、心脑血管疾病患者的良好蛋白质来源。常食鲫鱼可防治高血压、动脉硬化、冠心病，因此鲫鱼很适合高血压患者食用。此外，感冒时喝鲫鱼汤有助于身体康复。

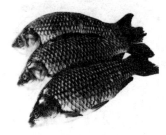

鲫鱼可做粥、做汤、做菜、做小吃等，尤其适于做汤。鲫鱼汤不但味香汤鲜，而且具有较强的滋补作用，非常适合中老年人和病后虚弱者食用，也特别适合产妇食用。

④ 乌鸡——抑制和改善高血压症状

乌鸡又称"乌骨鸡"，是一种杂食家禽。从营养价值上看，乌鸡远远高于普通鸡，其口感也非常细嫩。至于药用和食疗作用，更是普通鸡所不能相比的，因此乌鸡被人们称作"名贵食疗珍禽"。

乌鸡肉含丰富的黑色素、蛋白质、B族维生素和各种矿物质，其中烟酸、维生素E、磷、铁、钾、钠的含量均高于普通鸡肉，胆固醇和脂肪含量却很低。乌鸡肉的血清总蛋白和球蛋白含量均明显高于普通鸡肉。乌鸡肉中氨基酸含量高于普通鸡肉，而且铁元素含量也比普通鸡肉高很多，是营养价值极高的滋补品。所以，乌鸡是补虚劳、养身体的上好佳品。

乌鸡的皮、肉、骨头、血等都含有二十碳五烯酸和维生素，有显著的抑制血压升高的作用，所以高血压患者适量食用能改善症状。乌鸡还能辅助治疗脑卒中、脑梗死、心肌梗死等心脑血管系统疾病，对肝脏、肾脏疾患也有良好疗效。

5 鹌鹑——心血管疾病患者的理想滋补品

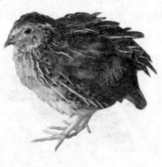

鹌鹑肉不仅酥嫩美味，而且营养丰富。鹌鹑肉和鹌鹑蛋含有多种人体必需氨基酸、无机盐等，具有补益肾气、强健腰膝的作用，是滋补妙品。医界认为，鹌鹑肉适宜于营养不良、体虚乏力、贫血头晕、肾炎水肿、泻痢、高血压、肥胖症、动脉硬化症等患者食用。其所含的丰富的卵磷脂可生成溶血磷脂，有抑制血小板凝聚的作用，可阻止血栓形成，保护血管壁，阻止动脉硬化。卵磷脂是高级神经活动不可缺少的营养物质，具有健脑作用。

降压坚果

坚果的好处数不胜数，它不仅有助于调节血压，提高机体抗氧化剂含量，减轻炎症，改善人体代谢，还可以降低冠心病等缺血性心脏病的危险而又不增加体重。坚果中富含的不饱和脂肪酸和植物固醇，有助于降低人体血液中的低密度脂蛋白胆固醇，还能维持动脉血管的健康和弹性。其富含的精氨酸在人体内能分解出一氧化氮，起到扩张血管的作用，非常适合有心血管疾病的人吃。坚果还含有大量的维生素E、锌、可溶性膳食纤维等营养成分。每日宜吃坚果30克左右，如果不小心多吃坚果，就要减少一日三餐用油量和饮食量。下面推荐几种适合高血压患者的常见坚果。

1 核桃——防治高血压

核桃仁中含有锌、锰、铬等人体不可缺少的微量元素。人体在衰老过程中锌、锰含量日渐降低，铬有促进葡萄糖利用、胆固醇代谢和保护心血管的功能。核桃富含的钾进入人体还可以对抗钠所引起的血压升高和血管损伤；

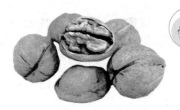

所含的精氨酸、油酸、抗氧化物质等能保护心血管。核桃含丰富的卵磷脂、不饱和脂肪酸，还含有多种抗氧化剂，如维生素 C 和维生素 E，可以对抗让人体衰老的氧自由基。所以，核桃对预防高血压、冠心病、脑卒中、老年痴呆等很有效果。每日早晚各吃几枚核桃，实在大有裨益，而且往往比吃补药还好。食用时需要注意，不要将核桃仁表面的褐色薄皮剥掉，否则会损失一部分营养。

2 板栗——能有效防治高血压、冠心病、动脉硬化等疾病

很多人都知道板栗是补肾强骨之果，其实它的好处还不仅限于此。板栗中所含的矿物质很全面，有钾、镁、铁、锌、锰等，虽然达不到榛子、瓜子那么高的含量，但仍然比苹果、梨等普通水果高得多。尤其是板栗中钾元素的含量很丰富，每 100 克鲜板栗中含钾量为 442 毫克，比富含钾的苹果还高 3 倍。因此，板栗很适

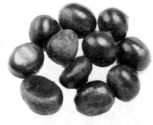

合高血压患者食用。此外，板栗中所含的不饱和脂肪酸和维生素也非常丰富，能防治高血压、冠心病、动脉硬化、骨质疏松等疾病。

3 杏仁——降胆固醇还护心

杏仁富含蛋白质、脂肪、糖类、胡萝卜素、B 族维生素、维生素 C、维生素 P 以及钙、磷、铁等营养成分。其中胡萝卜素的含量在果品中仅次于杧果，人们将杏仁称为"抗癌之果"。

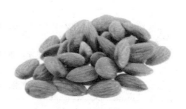

杏仁含有丰富的脂肪油，有降低胆固醇的作用。因此，杏仁对防治心血管系统疾病有良好的作用。杏仁中所富含的多种营养素，比如维生素 E、单不饱和脂肪酸和膳食纤维共同作用，能够有效降低心脏病的发病危险。

4 松子——长寿之果

松子，是松树的种子。松子含脂肪、蛋白质、碳水化合物等。松仁的脂肪成分是油酸和亚麻酸，具有软化血管、降血压、防止动脉硬化、防止因胆固醇增高而引起心血管病的作用。

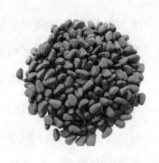

5 腰果——含糖量比较高

腰果含蛋白质达21%，含不饱和脂肪酸达40%，富含钙、磷、锌、铁等微量元素，具有抗氧化、防衰老、抗肿瘤和抗心血管病的作用。其所含的脂肪酸多为不饱和脂肪酸，其中油酸占总脂肪酸的67.4%，亚油酸占19.8%，因此腰果是高血脂、冠心病患者的食疗佳果。

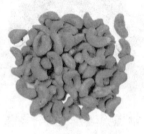

腰果无论是油炸、盐渍还是糖钱，皆香美可口，风味独特。与榛子、核桃、杏仁等其他坚果相比，腰果的含糖量比较高，占到总营养成分的25%，而榛子的含糖量为15%，杏仁为10%，核桃则只占8%。因此，肥胖及糖尿病患者一定要谨慎食用。腰果吃多了容易引起过敏，所以过敏体质的朋友要小心食用。

6 榛子——坚果之王

在世界四大坚果（榛子、核桃、杏仁、腰果）中，榛子不仅被人们食用的历史最悠久，而且营养价值也最高，有着"坚果之王"的称号。榛子中不饱和脂肪酸和蛋白质含量非常丰富，胡萝卜素、维生素A、维生素C、维生素E、维生素B以及铁、锌、磷、钾等营养素的含量也十分可观，这些在四大坚果中都占据优势。

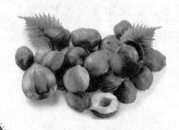

别看榛子富含油脂，但都是对人体有益的，有助于降血压、降血脂、保护视力以及延缓衰老。而且榛子中富含的油脂非常有利于其中脂溶

三分钟 **高血压** 健康疗法

性维生素在人体内的吸收，对体弱、病后虚弱、易饥饿的人都有很好的补养作用。榛子有天然香气，在口中越嚼越香，是非常不错的开胃小食。榛子还含有抗癌化学成分紫杉酚，它是红豆杉醇中的活跃成分，这种物质可治疗卵巢癌和乳腺癌以及其他一些癌症，可延长患者的生命期。

7 开心果——心脏之友

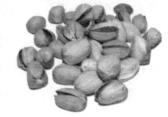

开心果主要含单不饱和脂肪酸，这类脂肪酸很稳定，所以开心果不像其他坚果容易酸败，它可降低胆固醇含量，减少患心脏病机会。据科学家计算，一次吃10粒开心果相当于吃了1.5克单不饱和脂肪酸。

降压水产品

对高血压患者来说，吃一些水产品对身体也是非常好的，下面介绍几种水产品，供大家参考。

1 虾——保护心血管系统

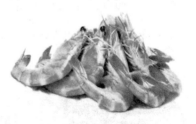

虾中含有丰富的蛋白质，其蛋白质含量是鱼、蛋、奶的几倍，脂肪含量却极低，属于一种高蛋白低脂肪食物，非常适合高血压患者食用。虾中还含有镁、钾等矿物质。虾中所含的镁不仅能调节心脏活动，还能保护血管、扩张血管，降低血中胆固醇含量，预防高血压及动脉硬化。虾中所含的钾能协助人体排出多余的钠，调节体内的酸碱平衡，有效控制血压。虾中还含有丰富的牛磺酸，可抑制肾上腺素分泌增加，降低血压。另外，虾中还含有一种特殊营养物质——虾青素，它是很强的抗氧化剂，可以消除体内自由基，保护心血管，防治高血压。

2 海蜇——扩张血管，降低血压

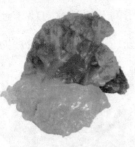

海蜇，俗称为"水母"。海蜇的营养极为丰富，据测定，每百克海蜇含蛋白质12.3克、碳水化合物4克、钙182毫克、碘132微克以及多种维生素。海蜇还是一味治病良药，中医认为，海蜇有清热解毒、化痰软坚、降压消肿之功效。加工后的产品，称伞部者为海蜇皮，称腕部者为海蜇头，其商品价格海蜇头贵于海蜇皮。

3 牡蛎——降低血压和血清胆固醇

牡蛎在山珍海味中属下八珍。据分析，牡蛎肉含蛋白质45%～57%，肝糖原19%～38%，脂肪7%～11%，还有碳水化合物及多种维生素。其营养价值为大米的8倍，面粉的4倍。

牡蛎富含微量元素锌及牛磺酸等，尤其是牛磺酸可以促进胆固醇分解，有助于降低血脂水平。牡蛎壳的含锌量相当高，食用牡蛎肉或牡蛎壳可增加机体的含锌量，改变机体的锌/镉比值，降低并减少有害微量元素镉对人体的危害，从而有效控制和阻断镉所致高血压病，有利于改善和防治高血压病，防止高血压脑病（如脑出血、脑血栓）的发生，或缓解其临床症状。

4 海参——调节血管张力，降压

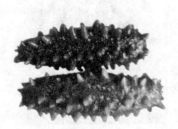

海参含胆固醇低，脂肪含量少，是典型的高蛋白、低脂肪、低胆固醇食物，对高血压、冠心病等病患者及老年人是很好的食疗食品，常食对治病强身很有益处。

第四章

三分钟运动降压

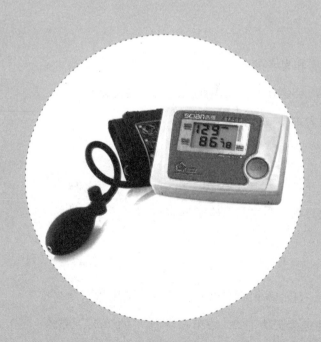

运动与降压

降血压的运动处方

高血压病患者到医院看病，医生会先给你量量血压，然后开张处方，告诉你吃什么药。运动也是这样，要根据每个人的情况选择合适的运动处方。运动处方是根据疾病诊断、病情、功能状态、康复目标等，确定的恰当的运动方式和运动量，可以指导患者进行运动训练。运动处方由以下几个方面组成：

1 运动持续时间

运动持续时间应由运动强度和患者的一般状况而定，通常 70% 的最大心率的运动强度，持续时间为 20～30 分钟。高于此强度的，持续时间为 10～15 分钟；而低于此强度的，则为 45～60 分钟。

2 运动强度

它是运动处方里最主要的部分，关系到运动的安全性和有效性。通常的分级标准有最大耗氧量、代谢当量、心率和自觉费力程度四种，尤其是后两种更常用。

（1）心率

心率与耗氧量有直接关系，且心率很容易测得，所以常被用作运动强度指标。一般健康者的运动强度定为最大心率（220－年龄）的 70%～85%，相当于 60%～80% 的最大耗氧量。对于高血压患者，最大心率最好由运动试验直接测得。

（2）自觉费力程度分级

级别	费力程度	级别	费力程度	级别	费力程度
0	无	4	稍强	8	很强
1	很轻	5	强	9	很强
2	轻度	6	强	10	很强
3	中度	7	很强		

3 运动频率

即运动次数，它取决于运动强度和运动持续时间。高强度、长时间的运动，次数可以减少；低强度、短时间的运动，次数应增多。通常中等强度的运动每周要进行3～4次。

4 运动形式

可以选用以大肌群参与、具有节律性的动态有氧运动。常见的以下肢为主的运动形式有步行、骑脚踏车、上下楼、慢跑等；以上肢为主的运动形式有无支持的上举运动和上肢在支持下的抗阻运动，如利用上肢组合训练器和上肢功率计进行上肢运动；还有上下肢同时参与的运动，如游泳、利用划船训练器模拟划船，等等。就疗效而言，下肢运动比上肢运动更有效，上下肢均参与运动或健体运动训练的效果比单纯上肢或下肢运动的效果更好。

5 运动程序

（1）热身运动

每次运动开始前，要进行10～15分钟的热身运动，包括两部分：一是低强度的有氧运动，例如缓慢的步行，目的是升高体温，使机体尤其是心血管系统做好运动准备；二是肌肉伸展和关节活动，目的是避免运动中肌肉和关节受到损伤。

（2）运动训练

包括以下几种形式：

连续型：指运动过程中无间歇期。

间断型：指运动过程中有间歇期。间歇时，可以完全停止运动，即被动休息；亦可做低强度的运动，即主动休息。

循环型：指几种运动形式交替重复进行。

间断循环型：指在循环运动中加入间歇期。

（3）整理运动

在每次运动训练结束后，应有恢复期，使机体逐渐恢复到运动前的状态，避免由于突然停止运动而引起并发症。整理运动，包括低强度有氧运动、整理呼吸、肌肉伸展和关节活动等。一般持续时间是 5～10 分钟。

6 坚持运动

当通过一定时期的运动训练产生效果后，应以较低的运动强度坚持长期训练。研究发现，运动若停止两周，体力便开始下降；若停止数月，疗效会完全消失，体力则降至训练前水平。

降压运动的九大原则

运动可以增强体质，辅助降压，但是运动也会给身体带来损伤和危害，对于高血压患者来说更是如此，运动不当会适得其反，因此需要掌握以下九大运动原则。

1 掌握适宜的运动强度

运动的强度可根据个人对运动的反应和适应程度，采用每周 3 次或隔日 1 次，或每周 5 次等不同的间隔周期。一般认为若每周低于 2 次，效果不明显。若每日运动，则每次运动总量不可过大，要求运动后第二天感觉精力充沛，无不适感。

② 选择适宜的运动项目

在选用运动疗法的种类时，应根据高血压病不同的发展阶段选用不同的运动，如第一期和第二期的高血压病患者可以选择散步、快速步行、慢跑、游泳、医疗体操等。第三期的高血压患者则宜采用肢体放松练习等，不宜做强度大的练习或活动，并且要避免做低头动作。

同时还应指出，高血压患者在进行运动时，要动静结合，适可而止，不可急于求成，同时还应将运动与药物配合，根据具体情况将药物减量，这样才能取得一定的效果。

③ 了解注意事项及禁忌

要了解所选运动项目的注意事项及禁忌，最好在医生的指导下进行。

④ 运动前应做运动测试

高血压患者的运动不同于正常人的身体锻炼，要达到一定的运动量才会有效，而一旦过量又会有风险。为使运动治疗既有效又安全，运动前应做运动测试，医生将根据测试结果，结合患者的其他病情开出个体化运动处方。

⑤ 运动量要合适

高血压患者要根据自己的情况，选择合适的运动量。因为运动量太小，达不到预期的目的；运动量太大，又易使血压升高，甚至产生副作用。要掌握循序渐进的原则，持之以恒，坚持锻炼，绝不可半途而废。开始时运动量要小一些，以后逐渐增加，以不疲劳、练后轻松舒适为宜。禁止剧烈运动，避免身体骤然前倾、后仰和低头等。

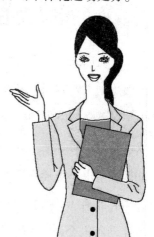

⑥ 锻炼前做好身体检查

在采用运动疗法进行锻炼前，要了解健康状况，做好身体检查，排除隐匿之痼疾，同时要注意自我医疗监护，防止意外事故发生。

7 选择适当的运动项目

以有氧运动为主，如散步、慢跑、游泳、打太极拳等，要根据自己的病情、年龄、体力、爱好等情况进行选择，避免竞争过于激烈的项目。

8 注意与其他疗法相结合

在药物治疗、针灸治疗等的同时，结合适宜的运动疗法，可以提高临床疗效，切不可一味地采用运动疗法而忽视了其他疗法。因为运动疗法显效较慢，作用较弱，并非万能，有一定的局限性，应注意与其他疗法相结合。

9 严重的高血压病未控制者暂时不宜运动

高血压病已经发生心、脑、肾并发症，如已经合并有高血压心脏病、冠心病、不稳定型心绞痛等，且病情未稳定者，暂时不宜运动；病情已稳定者，需严格控制运动量。自我感觉不适时暂时不运动。

运动降压的最佳时间

高血压患者什么时候运动较合适？许多人特别是老年人选择早晨作为一天锻炼的主要时间，其实在城市中，清晨和傍晚的空气污染是最严重的，而中午和下午的空气相对较清洁。另外，高血压患者由于血压存在"晨峰"现象，就是说每日上午（7—9时）血压最易上升，心脑血管事件最易发生，因此如果早上不吃降压药外出到公园锻炼，有可能发生高血压脑病或脑卒中。

有高血压、心血管病的患者，在下午4时锻炼最适合。但从实际出发，若让老年人全都下午出去锻炼，好多人就不锻炼了。所以，可以变通一下：早晨不要太早出去锻炼，太阳出来后再去；出去锻炼之前喝杯开水，吃两块饼干；做好准备动作，运动不要太激烈，不要过量。最好有人一起同去，假如没人同去，随身带张卡片，写上名字、住址、所患疾病，一旦发生意外时也好及时救护。

　　研究发现，在清晨这个时间段，心脑血管病的发生率最高，比其他的时间段要高出 50%，所以有些国外专家把清晨叫作"魔鬼时间"。对于心脑血管病患者来说，清晨的时候一定要特别注意，如果出现一些症状，应该加以警惕，以防意外事故发生。

锻炼的正确步骤

　　运动锻炼看似简单，其实不然，尤其是高血压患者，稍有疏忽，可能会危及生命。因此，在进行运动时一定要按照正确的步骤，以取得最佳锻炼效果，减少运动中发生的危险。

1 准备活动

　　准备活动对各种体育活动都是非常重要的。有很多人对此缺乏认识而忽视了这一必不可少的部分，结果是经常肌肉酸疼，关节韧带扭伤，甚至因为突然进行大强度运动而引起头晕、恶心症状。一般来说，准备活动的目的有两个：一是活动各关节与肌群，提高其温度，增加弹性，以适应将要进行的运动；二是逐渐提高心率，让心血管系统做好大强度运动的准备，安全地进行有氧代谢锻炼。准备活动通常需要 5～10 分钟，可以先慢跑 2～4 分钟，再做一套全身柔韧性练习；也可以先进行柔韧性练习，再开始慢跑或其他活动。比较安全有效的柔韧性练习方式是坐在地上或躺在垫子上进行静止伸展活动，也就是保持某一部分肌肉韧带在被牵拉的状况下静止 0.5～1 分钟。这比传统的反复"振"的动作要好。

2 有氧代谢运动

　　这是整个练习的核心，必须保证质与量。所谓"质"是锻炼中心率要达到"有效心率范围"并保持在这个范围，所谓"量"就是每次进行至少20分钟耐力运动。每星期3次，每次30分钟；每周4～5次，每次20～30分钟进步最快，收效也比较明显。在周末突击运动是一种有害无益的运动。

3 放松整理

经过比较剧烈的20～30分钟耐力练习，突然停止或坐下、躺下都是十分有害的。因为肌肉突然停止运动会妨碍血液回流到心脏，从而造成大脑缺血。锻炼者会觉得头晕，甚至失去知觉。正确的做法是放慢速度，继续跑、走或骑车3～5分钟，同时做些上肢活动，让心率慢慢降下来。

4 肌力练习

这主要是针对一些在耐力活动中没有得到充分锻炼的肌群，主要是四肢和腰腹部。可以做俯卧撑、引体向上、仰卧起坐、俯卧挺身，也可以进行举重练习，最后再做几分钟的放松性柔韧练习，整个锻炼就可以结束了，总共需要40～50分钟。

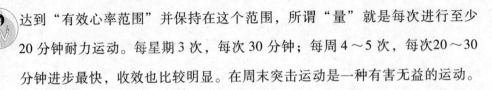

运动降压的原理

高血压影响着人类的健康，并且会增加患心脏病及脑卒中的风险。大量事实证明，适当的体育活动对高血压的防治是很有益的。运动可以增强免疫力，抵抗各种疾病的侵袭，更是有效预防高血压的手段之一。但在运动时要注意控制运动量，目前认为轻中度运动对降低血压效果显著。

这里的运动是指快走、慢跑、游泳、打太极拳等有氧运动。快走是一项最简单易行的降压运动。慢跑运动量大于散步，适用于轻症患者。长期坚持运动，可以使血压平稳下降，脉搏平稳，消化功能增强，症状减轻。实践证明，有氧运动能有效降血压。那么，有氧运动降血压的机制又是什么呢？

①有氧运动可改善自主神经功能，降低交感神经张力，减少儿茶酚胺的释放量，或使人体对儿茶酚胺的敏感性下降。

②有氧运动可提升胰岛素受体的敏感性，升高"好胆固醇"——高密度脂蛋白胆固醇，降低"坏胆固醇"——低密度脂蛋白胆固醇，减轻动脉粥样硬化的程度。长期运动锻炼促进脂肪消耗，减轻体重，使外周组织脂肪、骨骼肌处的胰岛素受体密度增加，进而提高胰岛素的敏感性。

③有氧运动训练可以改善局部血管内皮切应力，提高 NO 及 cGMP 等水平，使血压下降。

④有氧运动能锻炼全身肌肉，促使肌肉

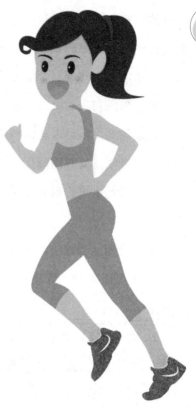

纤维增粗，血管口径增大，管壁弹性增强，毛细血管密度和数量增加，血液循环和代谢改善，心、脑等器官的侧支循环开放，血流量增加，总外周阻力降低，从而使血压下降。在多数情况下，一次运动后的血压平均值均低于运动前，长期训练后静态下血压也趋于正常。

⑤有氧运动能增加体内某些有益的化学物质的浓度，如内啡呔、五羟色胺、心房钠肽等，降低血浆肾素和醛固酮等有升压作用物质的水平，使血压下降。最新的分子生物学研究发现，脂肪组织内含有丰富的心房钠肽清除受体信使，肥胖时该系统活跃，心房钠肽浓度下降，血压升高。长期运动后体重下降，该系统受抑制，心房钠肽水平升高，促进钠从肾脏排泄，从而参与血压调节。

⑥精神紧张或情绪激动是高血压病的一大诱因。经常性的情绪紧张和各种负担应激，使大脑皮质及血管运动中枢兴奋性增高、儿茶酚胺释放过多，导致血压增高，并通过激活血管紧张素系统促进钠潴留。运动可稳定情绪，使紧张、焦虑和激动得以缓解，有利于血压稳定。

轻度的高血压可以通过科学的运动和饮食调节得到良好的控制，中重度高血压患者则需要服用降压药物后才开始锻炼。如果已经开始进行高血压治疗，那么锻炼也可提高药物疗效。当然，开始健身计划前，应咨询你的主治医生。

不能采用运动疗法的患者如下：

a. 收缩压在180毫米汞柱以上、舒张压在110毫米汞柱以上的重度高血压患者；

b. 患有心室肥大或冠心病的患者；

c. 曾经发生过脑卒中的患者；

d. 患有严重心律失常的患者；

e. 肾衰竭患者；

f. 腰、腿、骨骼比较脆弱的患者。

运动降压的注意事项

俗话说："年轻时，用健康换取金钱；年老时，用运动换取健康。"运动可以促进血液循环，降低胆固醇的生成；运动能增强肌肉、骨骼，预防关节僵硬的发生；运动能增强食欲，促进肠胃蠕动，预防便秘，改善睡眠。有持续运动的习惯，才会对降低血压有帮助，最好是有氧运动，因为它同减肥一样，可以有效地降低血压。

进行运动降压的注意事项：

①运动之前要做热身活动，先活动一下四肢，再逐渐进入运动的状态。

②运动训练不要做过分低头弯腰的动作，不要做大幅度的快速动作。

③注意力量训练的形式和技巧，减少运动损伤风险。

④不可屏气进行训练，力量训练中屏住呼吸容易导致血压骤升，引起危险。训练中最好保持正常的呼吸节奏。

⑤不要盲目增大训练时的负重量，但可酌情增加训练次数。训练负重量越大，导致血压升高的幅度就越大。建议咨询医生后，再选择合适重量的哑铃或用矿泉水瓶等进行力量训练。

⑥运动中有任何不适现象时，应立即停止。

⑦进行运动时，切勿空腹，以免发生低血糖，应在饭后 2 小时运动。

⑧选择安全场所进行运动，如公园、学校，勿在巷道、马路边。

⑨选择空气清新和氧气充足的地方进行运动。同时，要注意气候的变化，最好是能够带一些衣服，不要让自己着凉。

⑩不要轻易停止药物治疗。在很多情况下，运动治疗只是原发性高血压治疗的辅助方法。

⑪冬季室外锻炼应注意御寒保暖，增加室内热身活动时间。

⑫关注身体变化，如果出现严重气短或晕眩，或感觉胸痛胸闷，应立即停止运动。如果休息一段时间后仍不能恢复，应及时到医院就诊。

⑬持之以恒。运动训练的降压效果具有可逆性，如果停止锻炼，训练效果可以在 2 周内完全消失。因此，运动锻炼必须持之以恒，只有坚持长期锻炼，才能达到满意的降压效果。

哪些运动有益于降压

游泳

　　游泳是一种很好的全身运动方式，对于高血压患者来说，是一个不错的选择。游泳锻炼可以增加人体神经系统的功能，改善血液循环，提高对营养物质的消化和吸收，增强体质，从而有效预防和治疗高血压病。

　　因此，高血压患者在天气变暖的时候可以去游泳，但是由于游泳的运动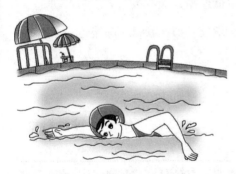量比较大，因此每次游泳的时间不宜过长，禁止长距离游泳或者进行游泳比赛，也不要远离岸边去深水处，以免发生危险。另外，游姿一定要舒适自如。

　　还需要注意的是，有心、脑血管疾病并发症的患者，或者症状比较明显的早期高血压患者，最好不要游泳，以免发生脑卒中。此外，继发性高血压患者，如由多囊肾、嗜铬细胞瘤、肾炎等疾病所引起的高血压患者，在原发病未治愈之前，也不适合进行游泳运动，以免发生生命危险。

散步

　　生活中，散步是最简单的、最经济的、最有效的、最适合人类防治疾病和健身养生的好方法，也是人们最为熟知的运动方式。散步对骨质疏松症、颈椎病、肥胖症、高血糖、高血脂、高血压、冠心病、动脉硬化、神经衰弱、抑郁症、便秘、免疫力低下等疾病，有着辅助治疗的作用。

从人体的血液循环系统来讲，人在行走时，肌肉系统犹如转动的泵，通过肌肉的反复收缩促使血管收缩与扩张，促进血液循环，从而降低血压。散步必须选准运动量，太少达不到锻炼目的，太多易疲劳。一般情况下，以每日走 1 小时为宜。速度则要依年龄和自身健康状况选择，慢速为每分钟 60～80 步，中速为每分钟80～100步，快速为每分钟 100～120 步。

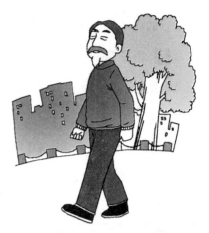

普通散步法：速度以每分钟 60～90 步为宜，每次 20～30 分钟。适合患冠心病、高血压、脑出血后遗症、呼吸系统疾病的老年人。

逍遥散步法：老年人饭后缓步徐行，每次 5～10 分钟，可舒筋骨、平血气，有益于调节情绪、醒脑养神、增强记忆力。

快速散步法：散步时昂首挺胸、阔步向前，每分钟走 100～120 步，每次 30～40 分钟。此法适合慢性关节炎、胃肠道疾病恢复期的老年患者。

散步是针对高血压最有益的运动，其降压效果也是很显著的。在散步降压时需要注意以下几方面：

1 量力而行，贵在坚持

这种降压的运动，不能超过人体最大负荷，在 50%～60% 就可以，过多的运动会使自己处于疲劳状态。运动的时间也不宜过长，保持 40 分钟左右为宜，时间过短也不能过到最佳的效果，每日一两次，时间最好选在傍晚或睡前 2 小时，速度可根据自身的情况进行调整，散步地点要选择空气新鲜的地方。

② 与药物降压相结合

研究表明，运动可以控制轻度高血压。高血压患者在对治疗方法进行选择时，一般都会选择药物降压，因为药物降压的效果明显，而且见效快。加上适量的运动能加强降压效果，更利于病情的好转。

③ 降压需要耐心

除散步外，高血压患者还可以选择其他的运动方式。但是所有的运动方式都不如药物降压来得快。一般情况下，最快的也要在运动 4 周之后才能见到效果，有的在运动 10 周后才可能有成效，到 20 周左右，70%～80% 的患者血压就可明显下降，而剩余的人群则看不到明显的效果，建议不要因此而放弃。

④ 散步时要心情平静，精神放松

高血压患者散步时要心情平静，不要因为外界的干扰产生杂念，心里要想到散步有益于血压下降，可以对大脑产生良性的刺激。散步地点最好选择比较安静的绿化地带，平静的心情能够降低大脑的兴奋程度，利于自主神经功能和血管舒缩的调节，起到降压的效果。在散步过程中，肌肉也要保持放松，这样能够降低外周血管的紧张度，使血管能够得到舒张，血压就不会上升了。

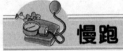

慢跑

适量的体育锻炼有益于高血压患者的康复，但患者往往不知道哪种运动适合自己。其实，对于高血压患者来说，慢跑就是一种普遍有效的有氧降压运动。慢跑经济有效，而且不需要任何器材，也不需要任何技巧，只要一双运动鞋就足矣。

慢跑可以减肥，能增强心肺功能，降低血脂，促进血液循环，扩张血管，降低血压，减少高血压病合并心、脑、肾病变的发生率。高血压患者慢跑时的最高心率每分钟为120～136次，长期坚持锻炼，可使血压平稳下降，脉搏平稳，消化功能增强。跑步时间可由少逐渐增多，以15～30分钟为宜。速度要慢，不要快跑。患有冠心病者则不宜长跑，以免发生意外。在进行健身跑前要做心电图运动试验，以检查心功能和血压对运动的反应。

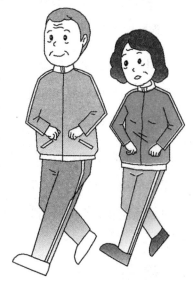

有跑步习惯的人都知道，跑步必须持之以恒，而且要注意运动量的控制。肌力训练可依个人喜好安排在有氧运动之前或之后。每次跑步运动前应先做静态式的伸展操，以改善柔软度及关节活动范围，降低运动伤害的概率。跑步时还要注意掌握最大运动量，最好是根据跑步时的最高脉搏数（最高心率）来掌握最大运动量。

生命在于运动，对于高血压患者来说运动更加重要。而慢跑就是适合大部分高血压患者的运动，特别适宜于中轻度高血压患者。想通过运动进行保健的高血压患者，如果能坚持慢跑，一定可以使病情得到控制，保持身体健康。

 ## 做运动操

适当的运动对治疗很多疾病都是有功效的，患者在进行适当的运动时，可以促进新陈代谢，对身体有很多好处。运动对预防心、脑血管疾病和增强各器官功能都有益处，只要坚持每日2～3次，每次20～30分钟，并配合药物治疗，可获得良好效果。高血压病分原发性与继发性两种，以下介绍几种针对原发性高血压的保健运动操。

1 按摩头面

两手擦热，擦面数次，然后自额前两侧颞部向后至枕部，再沿颈部向下分按两肩再转至额前，再向下按摩至胸部，反复按摩20次左右。

2 甩手

两臂前后自然放松甩动100～200次。

3 按摩肚脐

用双手掌心交替轻摩肚脐，因肚脐上下有神阙、关元、气海、丹田、中脘等穴位，轻摩有降压和辅助治疗脑卒中的作用。

4 伸展四肢

两脚和两手伸屈运动（目的是通过伸屈四肢，使存留于四肢的过多的血液迅速回流心脏，供给心脑系统足够的氧与血，可防急慢性心、脑血管疾病，并可增强四肢大小关节的灵活性），然后两腿慢慢下蹲成全蹲，两臂上提，反复做5～10次。

5 平举运动

两脚自然开立，左臂前举，右臂侧举，左臂经下向外绕环至前举，右臂经下向内绕环至侧举，右臂和左臂重复上述动作，连做5～10次。

6 捶背

两脚自然开立，两手半握拳由下向上同时捶击腰背部，手法轻柔、不可用力过大，两拳再由上到下捶击，连做10次。

7 拍打胸部

两脚自然开立，上肢右转，同时带动两臂弯肘，右掌心在前心区拍打10～15次，左手背在后心区拍打10～15次。

8 蹬摩脚心

仰卧，以双足跟交替蹬摩脚心，使脚心感到温热。因脚心有涌泉穴，被称为"第二心脏"，蹬摩脚心后可促进全身血液循环，有强身健体、疏通经络等功效。

 跳广场舞

广场舞在我们的生活中是一种常见的舞蹈，跳广场舞可以促进血液循环，加速代谢，提高腰背的灵活性和协调性，增加盆腔和髋的柔软性，缓和神经肌肉的紧张，使人放松，减少消化不良、肥胖、痔疮、高血压和动脉硬化等病症的发生。对高血压患者来说，是非常好的运动。

高血压患者在跳广场舞之前应该测量血压，血压在正常范围内才能去跳广场舞。跳舞时可选节拍小于每分钟 100 步的舞蹈，如扭秧歌、扇子舞等有氧、低中等强度的舞蹈。对于 I 级高血压患者，最好选跳节拍 60～70 步/分的狐步舞、慢三慢四等舞蹈。跳广场舞时间最好不超过 1 小时，同时要避免旋转、幅度大的舞蹈动作或相对强劲的伴舞音乐。

广场舞并不是人人适宜跳的，一旦血压升到 II 级，绝不能继续跳。如果平时就有高血压，且数值较高，舞蹈后很可能导致脑出血、急性心肌缺血等高血压并发症的发生。

那么，高血压患者应该如何跳好广场舞呢?

1 地点

车道边灰尘和汽车尾气（含多种致癌物）多，路边或公园等处水泥或瓷砖地太坚硬，可能给关节带来一定损伤，都不宜作为运动场所。最好选择视野开阔、空气清新的地方，且要尽量避开风口。

2 时间

早上活动不要太早，以太阳出来后为佳，尤其是雾霾天气，须待雾霾退后再开始跳舞。下午以 4—6 时为佳，晚上则须待晚饭 1 小时后再活动。

若将公园、树林等处作为练习场所，更要避开清晨日出之前以及夜间这些时段，闻鸡起舞不可取。因为此时周边树木、花草等植物未经光合作用，排出大量二氧化碳，使氧气减少，不利于健康。总的原则是要随着节气与天气的变化适时调整，不要过分机械。

另外，睡前两小时内不要进行剧烈运动，尤其是老年人，因上床时间比较早，睡前运动容易造成疲劳、失眠，从而降低睡眠质量。

3 穿着

跳广场舞时，有些人会穿着硬底鞋、拖鞋，还有些人穿着紧身裤，这都不利于健康。广场舞虽然不像专业的舞蹈那样，但也是全身运动，腿脚活动的频率也很高。因此，鞋子一定要舒适，最好穿软底的防滑鞋，以免摔倒，好的运动鞋还能对跳舞时产生的冲击力有所缓解，对心脏、大脑起到保护作用。穿拖鞋有摔倒的危险，穿硬底鞋则可能损伤腿脚，也没有缓冲的作用。在选择裤子方面最好选厚薄适中的棉质裤子或者运动裤，运动起来才更加舒适、自如。

4 病期

与其他运动形式一样，并非所有人或所有时候都适宜跳广场舞，凡急性病（如急性肠胃炎、急性气管炎、急性肝炎、急性心肌炎以及感冒发烧）患者或慢性病急性发作期间，都要暂停活动。血压和心脏情况不太好者，则要在活动强度以及时间上做好选择与安排，以免意外发生。

跳广场舞的时候要注意自己的身体情况，特别是有高血压的人跳广场舞一定要特别注意，要按时吃药和按时测量血压。需要注意的是，在跳舞之前一定要测量血压，如果在跳舞的过程中有不适感，就要及时停止跳舞。

练习太极拳

太极拳是我国传统武术，是一项有氧代谢运动，更是现代人养生的最佳运动之一。通过学习太极拳可以强身健体，提高身体免疫能力，恢复血管弹性，调节血脂和血压。

太极拳非常讲究天人合一，形神合一，动静结合，动中求静，以静御动和虽动犹静。同时，练习太极拳使心更易入静，可有效阻断过分亢进和炽烈的七情对气血的干扰和逆乱影响，护卫"元神"正常发挥其调控人体身心健康的功能。

太极拳是主张"以意导气，以气运身"，强调全身心的放松，"练意、练气、练身"内外统一的内功拳运动，形成了刚柔相济、快慢有节、蓄发互变、以内劲为统驭的独特拳法，从而有利于经络的疏通。太极拳运动中，腰部的旋转、四肢的屈伸所构成的缠绕运动和虚实转换会对全身300多个穴位产生不同的牵拉、拧挤作用。实际上就是对自己身体做按摩，能起到类似针刺的作用，疏通经络，疏散内气，加强并维持各经络组

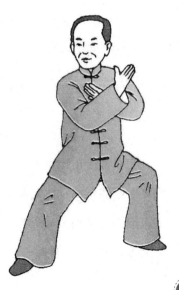

织之间的生理功能，使全身处于平衡状态。太极拳全身性的轻慢松柔的适当运动，会使周身暖意融融，可加大经络传导速度和强度，有利于脉气在全身上下、内外循环无端的经络系统中运行。同时也有助于经络畅通透达，使气血充盈全身，濡养各脏腑组织器官，维持和保护机体功能，加强抗御病邪和自我修复能力。

太极拳不仅强调肢体放松，而且练拳全过程都要求精神放松，使大脑抑制与兴奋结合，它还有利于心态平衡。所以，练习太极拳是一条非常可靠的健康之路。

1 太极拳降血压的四大体现

（1）长期练习太极拳，可以改善新陈代谢以及人体血液循环，使血压、血脂、胆固醇、血糖得到很好的调节，防止或延缓高血压、高血脂、动脉粥样硬化、糖尿病的发生。

（2）长期练习太极拳，由于在练习时要调整呼吸，因此使膈肌和腹肌的运动增强，使肺组织保持一定的弹性，还加强了胸廓的活动，从而使肺活量和气体交换量明显增加。

（3）坚持练习太极拳可以使全身的肌肉、关节得到锻炼，减慢肌力的衰退速度，保持关节的灵活性，还可以减少或推迟骨质、韧带等的硬化、钙化，延缓退行性变化的发生。

（4）坚持练习太极拳对神经系统也有好处。由于练习时动作连绵不断，呼吸要匀、细、深、长，要求大脑高度集中进行指挥，可以锻炼大脑神经细胞的工作能力，使其反应迅速灵活、准确协调而不易疲劳。

练拳要选在地面平坦、环境幽静、空气新鲜的室外或室内进行。练拳前要做好准备活动，还要调整好呼吸，做动作时呼吸要稳定深长。要根据个人的体力来调节练拳时间、次数、架子高低和动作快慢，也要根据自身情况选择太极拳的种类，推荐杨式、简化二十四式太极拳等，因其运动量不太大，相对陈式来说比较合适。此外，如果不能记住所有的招式，选择太极拳中的个别动作重复练习也是可以的，比如左右倒卷肱、云手、左右揽雀尾等。

 注意事项

适当运动对控制血压非常有益，高血压患者可选择幅度不大、动作简单易学的姿势，应该避免过分低头弯腰的动作。此外，很多老年人喜欢晨起锻炼，但这并不适合高血压患者。因为高血压患者的血压有"晨间高峰"的说法，应避免晨练，下午4时锻炼最合适。太极拳是一门实用的养生功，建议大家多多练习。

 做瑜伽

瑜伽源于古印度，是古印度六大哲学派别中的一系，探寻"梵我合一"的道理与方法。而现代人所称的瑜伽则主要是一系列的修身养性方法。

瑜伽是一个通过提升意识，帮助人类充分发挥潜能的体系。瑜伽运用古老而易于掌握的技巧，改善人们生理、心理、情感和精神方面的能力，是一种能够达到身体、心灵与精神和谐统一的运动方式。

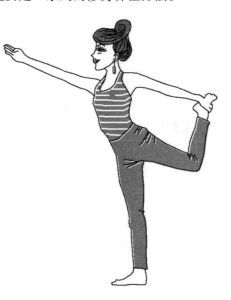

1 瑜伽运动有益于控制血压

一些研究表明，瑜伽可以让人更加健康，心态更加平和放松。除此之外，它还教你学会感觉你的身体，并且去倾听它发给你的信号。有些瑜伽练习方法对控制血压有帮助，如胸腹式呼吸会减压并使你彻底放松。此外，冥想对控制血压也非常有益。

在瑜伽体位法中，对于高血压的禁忌一般说明得比较详细，尤其是会导致颅内压增高的体位，都会申明高血压患者慎做。所以，高血压患者练习瑜伽要在专业教练指导下进行。

常规的瑜伽训练还可以降低很多慢性疾病的发病率。但有些姿势需要在练习的初期避免，比如头倒立、肩倒立等。

2 瑜伽练习方法

①轻度热身练习（肩膀、胸部、背部扭转）。

②体位练习。

3 练习瑜伽的好处

①消除烦恼，减压养心，释放身心，使全身舒畅，心绪平静，达到修身养性的目的。

②提高免疫力，增强血液循环，修复受损组织，使身体组织得到充分的营养。

③瑜伽能让你跳出心灵的限制，从而更好地回归角色，并坦然迎接生活中的一切挑战。

4 练习招式

①做2～3分钟深呼吸。吸入，使腹部收缩；呼出，感受到鼻息被带到脊椎。

对身体的益处：在准备练习的过程中，能推动氧气在肌肉中的流动。

对精神的好处：获得平静安宁的精神状态。

②平躺于床，双腿并拢，胳膊放于身体两边。屈起右腿，膝盖搁在左腿上。转动头部，看右臂。保持此种状态10秒钟，换个方向再做一次。

对身体的益处：伸展胸部、臀部和脖子，刺激消化。

对精神的好处：活跃神经系统，提高警觉性。

③平躺于床，双脚并拢，脚趾冲前。伸展双臂，过头，保持分开，与肩同宽。顺着指尖伸展双臂，肘部挺直；顺着足尖伸展双腿，保持此种状态10秒，正常呼吸。

对身体的益处：刺激循环和呼吸，改善姿势。

对精神的好处：提高自信，建立对内在力量的感觉。

④平躺于床，掌心相对。伸手过头，保持掌心相对。屈右腿，单脚抵左腿内侧。不要伸展或压迫你的腿，怎样舒适，便怎样放置。如此保持10秒。

对身体的益处：伸展肩膀、胳膊和背部。

对精神的益处：建立平静、积极的外在形象。

5 注意事项

①瑜伽作为一种健身方式，在练习之前记得要热身几分钟。练习中通过倾听自己深沉平缓的呼吸，来感受身体每一寸的变化，引导你从一个姿势到另外一个。

②瑜伽动作需要在时间的推移和经验的累积中仔细练习。当你在头脑中有了对动作的基本认识之后，再用身体去尝试。如果是练习流瑜伽或者热瑜伽则更具挑战性。当你伸展身体或者挤压肌肉的时候，没有感到疼痛、紧张或疲劳，那么你可以大胆让你的呼吸带领你的身体做得更好。

③选择一个有经验的瑜伽老师，并在上课之前让你的老师了解你的身体状况，不要羞于问你的身体是否适合练习瑜伽。如果你的老师不能对你的具体身体状况提供反馈，那么这就是在提示你：他可能不适合你。

④不要模仿其他任何人，没有两个人的身体状态是相同的，不要去跟其他练习者攀比，也不要因为自己做不到某个动作而沮丧，每个人都有自己的优势、劣势。只要在自己身体许可的情况下挑战自己的极限即可。

⑤坚持赤脚练习，穿着柔软舒适的服装，这样可以让你的皮肤更好地呼吸。

⑥熟悉自己身体的各个部位，尤其是你的双腿、双脚、尾骨、骶骨、肋骨、锁骨、肩胛骨、颈部以及头部等位置。

⑦不要害怕使用瑜伽的辅助道具，它可以帮助我们更好地伸展身体的各个部位，同时让我们的健身过程更加高效。

⑧瑜伽不是竞技运动，疼痛是由软组织应变时发生的韧带和肌腱被迫延展而超出了身体的习惯范围引起的。

⑨所有呼吸不屏息，动作持续时间不宜长。

第五章

三分钟中医降血压

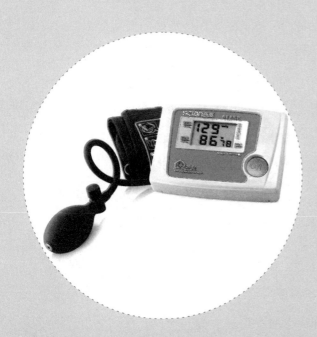

中医与降压

中医如何治疗高血压

中华医学源远流长，浩如烟海，博大精深。尤其在对高血压的防治与治疗方面，有许多不为人知的瑰宝。中医对预防和治疗高血压很有讲究，下面为大家介绍一下。

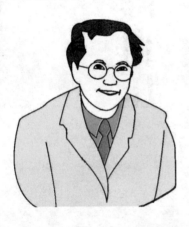

中医认为，高血压发病的原因主要是伤肾、郁怒伤肝造成的肝肾阴阳亏损，所以治疗疾病的同时，患者还要保持良好的生活习惯以及好心情。

标本兼治是中医治疗高血压病的基本原则，治疗方法可分为治标、治本两大类。另外，中医讲究辨证，在标本兼治的原则和基础上，根据每个患者的实际情况，辨证用药。

1 标本兼治法则

（1）治标法则

治标法则针对高血压病的表象，缓解高血压病的症状，一般用于高血压病早期的治疗，也可贯穿于该病的各个阶段。可以单独应用，也可以与治本法则联用。治标法则主要包括如下几种：

①平肝潜阳法：平熄肝阳，适用于肝阳上亢型。常用的方剂有天麻钩藤饮、龙胆泻肝汤等。

②祛痰化湿法：平肝化痰，和胃化湿。适用于痰湿阻络型，尤其是偏于肥胖者，常用方剂有半夏白术天麻汤。

③宁心安神法：此法以宁心安神为主，适用于高血压病早期患者，在其他症型中出现心悸不宁等兴奋之症时亦可选用。常用方剂有天王补心丹、知柏地黄丸、朱砂安神丸等。

④活血化瘀法：扩张血管，改善血液黏滞度，改善血小板功能，类同于高血压病应用钙通道阻滞剂等扩张血管药物的作用。适用于高血压病血瘀症，常用方剂以血府逐瘀汤为代表，可加用丹参、泽兰等活血化瘀之品。

（2）治本法则

主要是调治阴阳，使之平衡。

①滋补肝肾法：适用于肝肾阴亏而致肝阳上亢型，以阴虚为主的高血压病，多见于高血压病中晚期。常用方剂为六味地黄丸、一贯煎等。

②阴阳两补法：主治阴阳两虚，适用于长期高血压病者，且多为高血压病晚期，常用方剂为大补元煎、济生肾气丸等。

③调摄冲任法：适用于更年期妇女，常用方剂为二仙汤。

2 中医辨证治疗与药用方法

中医治疗高血压，通过辨证一般分为以下五种方法：

（1）肝火上炎型

症状：血压高，且伴有头目眩晕，胸胁胀满疼痛，失眠多梦，烦躁易怒，舌红苔薄黄，脉弦细。

治疗：当以清热、泻肝火为其治疗原则，主要方剂为丹栀逍遥散加减：丹皮、山栀子、柴胡、薄荷、当归、茯苓、白术、白芍、夏枯草、钩藤、草决明各10克，甘草5克，用水煎服，每日一剂。

也可选用中成药：

①复方罗布麻冲剂，每次口服1袋，每日服3次。

②丹栀逍遥丸，每次口服9克，每日服2次。

③龙胆泻肝口服液，每次口服 1 支，每日服 2 次。

④夏枯草膏，每次口服 10 毫升，每日服 2 次。

⑤心脑静口服液，每次口服 1 支，每日服 3 次。

⑥山花晶颗粒，每次口服 10 克，每日服 3 次。

（2）肝阳上亢型

症状：血压高，且伴有眩晕耳鸣，头痛头胀，时而头痛加剧，面色潮红，急躁易怒，少寐多梦，口苦，舌质红，苔黄，脉弦细。

治疗：当以平肝潜阳、清热熄风为该病的主要治疗原则，主要方剂为天麻钩藤饮加减：天麻、钩藤、山栀子、牛膝、杜仲、黄芩、益母草、桑枝、夜交藤、夏枯草、竹茹各 10 克，石决明 30 克（先煎），用水煎服，每日一剂。该方具有镇静、镇痛和降血压作用，故本方为肝阳上亢型高血压病常用方。用本方时如果出现筋脉拘急、手足痉挛、舌绛（深红色）苔少等症状，则要停用。

也可选用中成药：

①牛黄降压丸（片），每次口服 1 丸，每日服 3 次。

②天麻钩藤颗粒，每次口服 10 克，每日服 3 次。

③脑立清片（胶囊），每次口服 5 片，每日服 2 次。

④牛黄上清丸，每次口服 1 丸，每日服 2 次。

⑤复方羚羊角降压片，每次口服 3 片，每日服 3 次。

⑥天母降压片，每次口服 3 片，每日服 3 次。

（3）气血亏虚型

症状：血压高并伴有眩晕，动则加剧，劳累即发，经常面色苍白，唇甲无光泽，心悸失眠，神疲懒言，饮食减少，舌质淡，脉细弱。

治疗：当以补养气血、健运脾胃为该病的治疗原则，常用的方剂为八珍汤加减：当归、川芎、白芍、熟地、党参、茯苓、白术、炙甘草、阿胶（另煎兑入）、牛膝、黄芪、灵芝各 10 克，用水煎服，每日一剂。

也可选用中成药：

①归脾丸，每次口服9克，每日服3次。

②补中益气丸（或合剂、口服液），每次口服10克，每日服2次。

③黄芪精口服液，每次口服1支，每日服3次。

④人参健脾丸，每次口服10克，每日服3次。

（4）肾精不足型

症状：血压高，且伴有眩晕，神疲健忘，腰膝酸软，遗精耳鸣。其中偏于阴虚者，表现为五心烦热，舌质红，脉弦细；偏于阳虚者，表现为四肢不温，舌质淡，脉沉细。

治疗：对偏于阴虚者，当以补肾滋阴为其治疗原则，常用的方剂为杞菊地黄汤加减：枸杞子、菊花、熟地、山药、枣皮、茯苓、泽泻、丹皮、竹叶、旱莲草、草决明、夏枯草各10克，用水煎服，每日一剂。该方具有降低血管外周阻力、调血脂和抗动脉硬化的功效，适用于肾性高血压患者。需要注意的是，如果平时脾胃虚弱、食少、大便稀，则要在中医师的指导下选用。

也可选用中成药：

①杞菊地黄丸（或口服液、颗粒、片），每次口服10克，每日服3次。

②左归丸，每次口服1丸，每日服3次。

③大补阴丸，每次口服1丸，每日服3次。

④复方首乌地黄丸，每次口服9克，每日服3次。

⑤杜仲降压片，每次口服4片，每日服3次。

（5）痰浊中阻型

症状：血压高，且伴有眩晕，头重，胸闷，恶心，少食，多寐，舌苔白腻，脉濡滑。

治疗：当以燥湿祛痰、健脾和胃为其治疗原则，可选用的方剂为平胃散加减：陈皮、厚朴、甘草、苍术、白术、茯苓、大枣、法半夏、石菖蒲、泽泻各10克，草豆蔻、白豆蔻、砂仁各5克（后下），用水煎服，每日一剂。

也可选用中成药：

①蛇胆陈皮口服液（或片、胶囊），每次口服1支，每日服2次。

②天麻片，每次口服5片，每日服3次。

 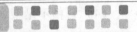

中医药治疗高血压的优势

根据临床表现，高血压病属于中医"头痛""眩晕"范畴。《黄帝内经》中"诸风掉眩，皆属于肝"是对高血压的最早认识。中医药治疗高血压越来越受到患者的欢迎，中医药治疗高血压的优势，概括起来主要有以下五个方面：

1 改善患者症状，提高生活质量

高血压的症状主要包括：

①血压升高导致的不适。如头晕、头痛、耳鸣、失眠、胸闷、心悸气短、健忘、腰酸乏力等。

②靶器官（如心、脑、肾等）损害和相关疾病（如糖尿病、冠心病）症状。如伴左心衰竭时会出现呼吸困难、气短、胸闷、发绀（嘴唇或指甲、皮肤发紫）等。

中医中药是以辨证为基础的，强调整体治疗，症状改善比较理想。在临床上，经常看到一些高血压病患者，出现头晕、乏力、心烦、急躁易怒、失眠等症状，虽然服用了降压的西药使血压下降到了正常水平，但是这些症状未见明显减轻。这时如果运用中医药进行辨证施治，阴虚者滋阴，阳亢者潜阳，火旺者降火，痰浊者祛痰化浊，往往能达到既降血压又消除症状、改善患者生活质量的效果。就此而言，中医中药降压是西药无法比拟的。

另外，在临床上见到一些患者，虽患高血压病但无任何不适症状，而服了西药血压下降至正常水平后患者反而出现头晕、乏力等全身不适，这时候

三分钟高血压健康疗法

如配合中药来辨证施治，往往能收到消除症状的效果。

2 保护靶器官

治疗高血压，降压是一个很重要的目标，但是不能仅仅局限于降压，更重要的是在降压的同时，要预防心、脑、肾等靶器官的损害。因为靶器官受损引发的心衰、肾衰等往往比高血压本身更为致命。西药虽然疗效较好，但毒副作用较大，而中医中药在对某些受损器官的逆转以及并发症的防治方面有一定作用。例如活血祛瘀中药丹参、田七、赤芍、丹皮等在协同降压的同时，还可降低血液黏稠度，有预防及治疗脑卒中的效果；又如黄芪可强心利尿，降压和降低尿蛋白，改善肾功能。而且中药治疗高血压通常从患者的具体病症出发，采用辨证论治的方法，以中药复方调整体内环境，改善血管内皮功能，使心、脑、肾、血管得到保护。

3 与西药合用减除副作用

中、西医治疗高血压各有优势，亦各有局限。临床实验证明，中西药合用疗效优于单用西药或单用中药。中医治疗根本原则以平衡阴阳、调整气血运行为主。一般认为，中药近期疗效较差，而西药近期疗效较好，但毒副作用较大。中西药合用后，西药既可发挥近期疗效好的长处，又由于用量相应减少而减轻其毒副作用，而中药具有较好的远期降压作用。所以，中西药合用治疗高血压，具有见效快、疗效好、副作用少的优点。如常用的钙拮抗剂硝苯地平（心痛定），很多患者长期服用以后往往出现水肿，这时候就可以同时给予健脾利湿的中药白术、茯苓、猪苓、车前子等，使其水肿消退；有些患者服用血管紧张素转化酶抑制剂（ACEI）类降压药（如卡托普利、洛丁新、一平苏等）会因有咳嗽而不得不停药，对此可选用中药桑叶、桑白皮、百部、前胡、陈皮、蝉衣、佛耳草、川贝、象贝等疏风宣肺止咳，针对有的患者兼有咽痛等症状，还可以加用马勃、玄参等清热利咽。可见，中西药合理联用，可以减轻或消除副作用，达到"减副增效"的目的。

4 降压平稳和缓

西药治疗高血压，常常有为达到目标血压而频繁加减药量等情况。因此，也常常出现血压波动幅度较大的现象。而中药降压作用缓和，稳定血压效果较好，如葛根、杜仲、野菊花、夏枯草（需注意观察肾功能）、玉米须、钩藤等，尤其适用于早期、老年高血压患者。病情较重的高血压病患者配合中药治疗，也可防止血压较大波动。

5 采用中医非药物疗法预防和治疗轻度高血压病

对于一些患轻度高血压病，年龄相对较轻，无明显心脑肾并发症者，现代医学并不主张马上服用降压西药，而主张采用非药物疗法。其内容主要是改变生活方式，包括减少盐的摄入、控制体重、经常运动等内容，再加上针灸及穴位疗法、饮食疗法、气功疗法、中医心理疗法等，会取得更好的效果，此已为大量研究所证实。

中医学自古就有"药食同源"的说法，很多中药既是食物，也是药物，所以对于高血压病特别是轻度高血压病，可配合饮食疗法。有益于高血压病的食物有芹菜、白菜、西红柿、木耳、海带、菠菜、荠菜等。可让患者长期食用，亦可配合一些平肝潜阳、清热的中药代茶饮用，如菊花饮（杭菊花适量）、双枯饮（霜桑叶、夏枯草各适量）、青葙饮（青葙子、草决明各适量）、桑竹饮（霜桑叶、淡竹叶各适量）等。

生活节奏加快、生活压力加大是现代文明社会的一个重要特征，同时也是产生高血压病的一个原因。中医学的特点之一是整体观，对于疾病不仅看到局部病变部位，更重要的是着眼于整体的调节，有时甚至将心理治疗放在首位，如《素问·汤液醪醴论》曰："精神不进，志意不治，故病不可愈。"因此，对于轻度高血压患者可配合中医心理疗法，如静志安神、怡悦开怀、以疑释疑、转移注意、说理开导、导引行气（气功疗法）、以情胜情等，这些方法对患者的血压下降是大有裨益的。

对中药治疗高血压的认识中的误区

近几年来，中药治疗高血压日益受到人们的重视，但人们对中药治疗高血压的认识还存在许多误区，以至于许多人对中药治疗高血压产生了不少偏见，影响了中医中药在高血压治疗中发挥应有的作用。

误区一：中药不能降血压

持这种观点的人，大多受了西医学的影响。他们认为，西药降血压起效快，中药降压慢，甚至不能把血压降下来，所以认为用中药无效。这种看法是不正确的。西医以病为本，中医以人为本。中医学认为，高血压跟其他疾病一样，是由于人体阴阳平衡被打破，导致了阴阳的偏盛偏衰。中药治疗是根据个体不同进行辨证论治的，治疗的目的不是降血压，而是调节人体的阴阳平衡，阴阳平衡了，气血运行才能够恢复正常，血压自然也会降下来。

误区二：中药降血压永不反弹

所谓永不反弹，是指永远不会再有血压升高的症状，这也是不科学的说法。引起血压升高的原因有很多，如情绪、睡眠、生活环境、工作性质、生存压力、不良生活习惯、遗传等，任何一种不良刺激都可能使血压升高。经研究发现，血压降下来后继续用中药维持治疗，再加上改善生活方式等，确实能使血压平稳，反弹较少。

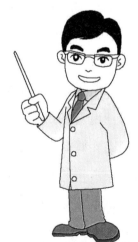

误区三：中药治疗无副作用

有人说，中药治疗高血压无副作用，其实这是对中药的一种误解。中药治疗高血压是根据个体差异进行辨证论治的。辨证恰当，副作用自然就少；辨证不当，同样会产生副作用。

第五章 三分钟中医降血压

误区四：中药只能起辅助作用

很显然，这是一种偏见。由于西药降血压疗效显著，容易让人产生信心，而中药治疗高血压实际上是一种调节，所以短期内效果不显著，就很容易让人产生偏见。但是，多年临床研究发现，在高血压的不同治疗阶段，中药所起的作用是不同的。例如，长期用西药治疗的高血压病患者刚开始接受中药治疗时，不能立刻停用西药，而是在原来用药的基础上联合中药治疗，可使血压平稳下降，减少波动，这时候中药处于辅助治疗地位。待血压平稳一段时间后，可有计划地逐步减少西药用量，中药则逐步成为主要的治疗药物。

误区五：高血压患者需终身服药

高血压的药物治疗是比较复杂的，患者需要坚持长期服药，但不等于终身服药。因为经过合理的治疗，血压能够降下来，而且治疗高血压也不只靠药物控制，还要靠生活方式、生活环境的改善等来进一步控制。经过综合调理，大多数高血压患者可以停服降压药。只是减药或停药必须在医生的指导下，根据血压和症状改善情况，逐步进行。

误区六：治疗不能用补法

中医是讲究辨证论治的，高血压在中医可分为肝热阳亢、肝肾阴亏、痰浊内盛等。如果属于肝阳上亢者，当然不能用补气药，而要用滋阴或平肝药；如果属于气虚者，必须使用补气药才能见效。临床发现，老年高血压患者大多属于气虚型，用补气药或者补气与化痰药同用，常可收到满意的效果，有些甚至已经停用西药降压治疗，血压仍十分稳定。当然，高血压患者是不是气虚型的，还是要找中医看过才能确定，不要自己盲目使用补气药。

中医降血压的方法

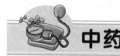 中药

高血压已经成为高发的疾病之一，人们在不断寻找新的降压治疗方法，希望能够真正达到降血压的目的。依照目前的医学手段来看，还是无法实现彻底根除高血压，只能做到很好地控制病情。

患了高血压就要长期吃药，这几乎是所有医生的嘱咐。医生之所以嘱咐要坚持服药，是因为高血压后患多，急的有心肌梗死、脑出血等致命的问题，缓的有肾脏损伤、血管硬化等健康隐患。所以，血压一定要控制，除了用降压药来减少危重症的发生外，还要考虑引起高血压的原因。

究竟是什么引起高血压呢？无非是血液氧气的供应不足。为了保证各个器官的氧气供应，只能通过增加血管压力的办法给器官组织供氧。如果单纯地把血压降下去，则结果是血压确实降低了，人却很没精神，脸色发黑发暗。为什么会这样呢？因为组织器官的血液供应没能得到改善，甚至还不及血压高的时候，这就要在降压的同时，解决氧气供应的问题，中药很多时候就可担负这个责任。

降压药分为好几类，其中有一类叫"××洛尔"，是通过减慢心率来降压的。心率会快的原因很可能是组织器官供氧不好，只能通过加快心率的方式把缺的氧通过心脏"加班"补上，血压高就是"加班"带来的坏结果。但如果单纯地把心率降下来，血压倒是控制了，但氧气更缺了，这就是单纯服用降压药可能带来的坏处。

诸如丹参、三七之类的中药，丹七片、丹参片等中成药，都属于中医的活血化瘀药，是高血压患者常吃的，它们的作用就是增加组织的供氧，改善血液循环。它们的效果不会像降压药那么快，是因为这些中药是针对病因的，增加供氧不可能一蹴而就，要缓慢地改善。在改善过程中，血压就会逐渐地降下来，到那时候就可以停药了。

可见，中药在整个降压过程中起到举足轻重的作用。那么，目前降压效果好的中药有哪些呢？下面我们来了解一下。

1 夏枯草

夏枯草是一种较为常见的降压中药，具有利尿、清肝、降血压等功效，叶子也可以泡水来饮用。关于降压的有效成分，一直认为是其所含的钾盐。采用夏枯草汤（夏枯草、元参、黄芩、龙齿、珍珠母、生地等）治疗Ⅰ、Ⅱ级高血压40例，结果显示总有效率为92.5%。夏枯草汤治疗辨证为肝火上炎、络脉瘀滞型的高血压患者，具有较好的降低血压的效果，还可改善患者的内皮功能，延缓动脉粥样硬化的发展。

2 杜仲

杜仲是一种名贵的滋补药材，主要用于治疗肾虚腰痛、高血压等。杜仲的主要降压成分是松脂醇二葡萄苷。杜仲水提取物对低密度脂蛋白的氧化具有抑制作用，并有降压作用，且降压平稳、无毒、无不良反应，主要通过直接扩张血管和抑制血管运动中枢而使血压下降。

3 野菊花

野菊花的外形与菊花十分相似，生长于山坡草地、田边路旁。它可以用于治疗疔疮痈肿、咽喉肿痛、风火赤眼、头痛眩晕等病证。同时又有很好的降压作用，可用于高血压病的辅助治疗。野菊花95%乙醇浸提物主要含有野菊花内酯、黄酮苷等水难溶物质，降压作用缓慢、持久，是一种较理想的降血压药物。

4 决明子

决明子味苦、甘，性凉，具有清肝火、祛风湿、益肾明目等功效。决明子中蛋白质的降压作用，与该蛋白质在肠道内分解后形成的氨基酸和多肽短链的吸收入血有关。决明子中低聚糖产生的降压作用，与其促进肠道双歧杆菌的增殖有关。但是决明子药性寒凉，有泄泻和降血压的作用，所以不适合脾胃虚寒、脾虚泄泻及低血压等患者服用。

5 罗布麻

罗布麻味淡、涩，性凉，有平肝降压、清热利尿、平肝熄风的作用，用于治疗肝阳上亢或肝热型高血压病，对头晕头痛、烦躁失眠、头胀失眠等症状有良好的缓解作用。可单用本品以开水冲泡作为饮料，也可配合夏枯草、野菊花、钩藤同服。

6 钩藤

钩藤味甘，性微寒，具有清热平肝、熄风止痉的作用，对高血压引起的肝阳上亢所致的眩晕、头痛、目赤、头胀症状疗效较好。本品为中医治疗高血压方剂中的常用药，可与夏枯草、菊花等配伍应用。

7 茺蔚子

茺蔚子为益母草的果实，味甘，性微寒，能活血调经、凉肝明目和降血压，常与决明子、生地、钩藤等配伍。

8 豨莶草

豨莶草味苦，性寒，有祛风通络、清热降压的作用，可同臭梧桐等配伍，用于治疗高血压及风湿病。

9 臭梧桐

臭梧桐味辛、苦，性凉，有祛风湿、降血压的作用，与豨莶草作用相似。臭梧桐亦有降压作用，用开花前的叶效果较佳，不宜久煎。

10 青木香

青木香味辛、苦，性微寒，可单用或配伍其他降压中药内服。

11 地龙

地龙即蚯蚓，味寒，性咸，有良好的降压作用。服法为研粉，每次2克，每日2次，开水吞服，也可配合他药使用。

12 葛根

葛根味甘、辛，性凉，用于高血压脑病，并对改善头晕头痛、肢麻、耳鸣等症状有良效。

13 生槐花

生槐花味苦，性微寒，近年临床用于高血压病，可降血压及改善毛细血管脆性。

14 黄芪

黄芪多糖，具有双向调节血压的作用。临床常用黄芪配合滋阴药，如生地、玄参、麦冬等治疗高血压病。

15 黄芩

黄芩味苦，性寒，无论是煎剂还是浸剂，均有较明显的降压作用，常与菊花、钩藤等配伍治疗神经性高血压和动脉硬化性高血压，可使血压降低，头痛、胸闷、烦躁等症状明显改善和消失。

16 山楂

山楂味酸、甘，性微温，有消食化积、活血降压的功效。可用山楂糖浆（每毫升相当于原生药0.65克）每日服3次，每次20毫升，1个月为1个疗程。

17 淫羊藿

淫羊藿味辛、甘，性温，其主要功效为补肾壮阳、祛风湿、降血压，单用或复方制剂能使血压降低，症状也会有一定的改善。

18 独活

独活味辛、苦，性微温。现代研究证明，独活有抗炎、镇痛及镇静作用，对血小板聚集有抑制作用，并有降压作用，但不持久。其所含香柑内酯、花椒毒素等有抗肿瘤作用。

19 栀子

栀子味苦，性寒，具有护肝、利胆、降压、镇静、止血、消肿等作用。在中医临床上常用于治疗黄疸型肝炎、扭挫伤、高血压、糖尿病等症。

20 天麻

天麻味甘微辛，性平，有镇静、镇痛、抗惊厥作用。天麻能增加脑血流量，降低脑血管阻力，轻度收缩脑血管，增加冠状动脉血管流量；能降低血压，减慢心率，对心肌有保护作用。适用于肝阳上亢所致的头痛、眩晕等症，常与川芎配伍，如天麻丸。若为痰湿眩晕，可配伍半夏、白术、茯苓等健脾燥湿药物，如半夏白术天麻汤，每次9～12克，每日1次。

21 石决明

石决明味咸，性平，有清热、镇静、降血压、拟交感神经的作用。石决明平肝潜阳，适用于肝肾阴虚、肝阳上亢所致的头晕目眩等症，常与菊花、白芍、生龙骨、生牡蛎同用，每次30～45克。常用的治疗高血压的配方如下：

①生石决明、生牡蛎各30克，生地黄15克，菊花9克。水煎服，每日3次。

②石决明30克，草决明30～60克，杜仲12～15克，夏枯草30～60克。水煎服，每日3次。

③石决明30克，钩藤24克，僵蚕9克，菊花9克，夏枯草15克。水煎服，每日3次。

22 川芎

川芎味辛，性温，有祛风、活血、止痛功效，主要适用于头身疼痛以及血瘀气滞所致的痛经、闭经及产后瘀阻腹痛等症。临床报道其与利舍平合用治疗高血压病，有良好的协同作用，常用量每次9～15克。

23 桑寄生

桑寄生味苦、甘，性平，具有降压、祛风湿、补肝肾、养血安胎的功效，主要用于痹症血不养筋，肝肾不足的筋骨痿弱、腰膝酸软等症，亦常用于肝肾阴虚型高血压病治疗，每次10～15克。

24 山茱萸

山茱萸味酸、涩，性微温，具有补肝肾、益精气、降血糖、抗菌、利尿、显著降压的功效，适用于肝肾两虚所引起的腰膝酸软、头昏耳鸣、水肿等症。

25 玄参

玄参味甘、苦、咸，性微寒。玄参的降压作用是很弱的，高血压患者上火、咽干、烦躁、大便干结，可用玄参协助降压和改善症状。玄参还可用于原发性或肾性高血压患者。

26 牡丹皮

牡丹皮味苦、辛，性微寒。牡丹皮中含有牡丹酚苷、牡丹酚原苷，降压效果显著，煎液后服用治疗效果更佳。牡丹皮中的有效物质可以扩张冠状动脉，有一定的降压作用，但作用出现较慢。一般情况下，高血压患者服用牡丹皮后3～5日，就可有效改善高血压的症状，降低血压值。

27 马兜铃

马兜铃味苦，性寒，对高血压病有一定疗效，有助于降压和改善症状。

28 大小蓟

大小蓟味甘，性凉，有破血行瘀，凉血止血，降压，祛痰消肿，保精养血，退热补虚，坐补诸经之血的功效。可用于治疗各种出血症、高血压、黄疸、肝炎、肾炎。

29 灵芝

灵芝味淡，性温。灵芝可通过软化血管，改善血液循环而降血压。动物实验和临床试验均表明，灵芝可有效地扩张冠状动脉，增加冠脉血流量，改善心肌微循环，增强心肌氧和能量的供给。因此，对心肌具有保护作用，可广泛用于冠心病、心绞痛等的治疗和预防。对高脂血症患者，灵芝可明显降低血胆固醇、脂蛋白和甘油三酯，并能预防动脉粥样硬化斑块的形成。对于粥样硬化斑块已经形成者，则有降低动脉壁胆固醇含量、软化血管、防止进一步损伤的作用。不仅如此，它还可以改善局部微循环，阻止血小板聚集。这些功效对于多种类型的脑卒中有良好的防治作用。

此外，降血压的中药还有很多，就不一一介绍了。需要提醒的是，如果希望使用中药治疗高血压，必须听取医生的意见。

按摩

按摩是一种用双手在身体某些部位或穴位上进行揉搓、提拿、拍打等，以促进血液循环，改善机体功能，强壮筋骨，从而保健防病、延年益寿的治疗方法。对一些特定的穴位或部位进行按摩，可调节神经、血管的功能，改善周身血液循环，使小动脉、微血管扩张，循环阻力减小，从而降低血压。因此，高血压患者在进行药物治疗的同时，配合按摩疗法，会使降压效果更加明显，并可有效预防药物的不良反应。按摩疗法简单易学，使用方便，可以由他人按摩，也可以自我按摩，不受时间、环境、条件的限制，非常适合家庭保健。

1 自我按摩

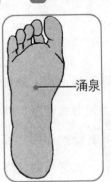

涌泉

（1）按摩涌泉法

取坐位于床上，用两手拇指指腹自涌泉穴推至足跟部，局部出现热感后再终止操作。每日1～2次，最好于足浴后按摩涌泉穴，效果更好。

（2）按摩指甲根部

以大拇指与食指夹住另一只手的大拇指的指甲根部，转动揉搓。然后自指甲边缘朝指甲根部慢慢地揉搓下去，勿用力过度，吸气时放松，呼气时施压。尽可能于早起、午间、就寝前做3次。

（3）顺气法

双手平放在胸前，掌心贴胸部，用鼻子深吸一口气，接着用口呼气，双手慢慢向下抚到小腹部。反复做10遍。

（4）浴腰法

两掌手指并拢，紧按腰背脊柱两侧，从上往下挤压至臀部尾骨处。重复做20遍。

（5）抹前额

取坐位，双手食指弯曲，用食指的侧面从两眉间印堂穴沿眉抹到太阳穴处。至少做10遍。

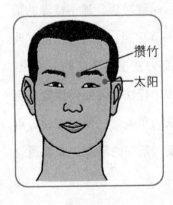

攒竹

太阳

2 穴位按摩

（1）太阳穴、攒竹穴

太阳穴在耳郭前面，前额两侧，外眼角延长线的上方；攒竹穴在面部，眉毛内侧边缘凹陷处。用两拇指分别按揉两侧太阳穴，两食指分别按揉两侧攒竹穴。具有明目作用，可以缓解高血压引起的眼花等不适症状。

三分钟 高血压 健康疗法

（2）天柱穴

头痛有很多种原因，如果是神经性的偏头疼，按揉天柱穴和太阳穴能有所缓解。天柱穴是足太阳膀胱经重要穴道之一，位于第一颈椎棘突下旁开4.33厘米处，斜方肌外缘凹陷中。寻找方法：天柱穴位于后头骨正下方凹处，后发际正中旁开约2厘米即是此穴。也可用双手食指分别按压头部双侧太阳穴（位于眉梢与外眼角中间向后1寸凹陷处），压至有胀痛感，并按顺时针方向旋转1分钟，头痛便可减轻。

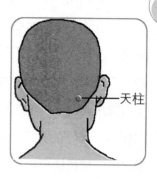

—天柱

（3）人迎穴

脖颈中部的喉结两旁，用手触摸会有脉搏跳动的感觉，这就是人迎穴所在的区域。人迎穴所处的位置被称为颈动脉窦，是监测向脑部供血量和血液中含氧量的关键所在。所以，用手按压此处会起到降压、控制血压的作用，是有科学根据的。如果脑部供血量或血液中含氧量不足，就会向心脏发出警

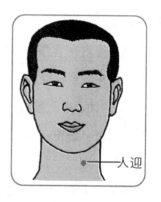

—人迎

报，指示心脏加大排出血液量以增大血液中的氧含量；如果血液充足，则会命令心脏降低其排血量。通过用手指按压此处，会加大压力，使监测中心误认为血流量过多，于是便命令心脏减少排血量。此时，心脏向全身的排血量就会降低，血压也自然会随之下降。

用手按压脖颈人迎穴降压的具体操作方法是：除拇指外，并拢其余四指，左手指从左，右手指从右，分别挟住喉结两侧，用手指按压人迎穴区，轻缓加大压力，使脖颈先缓慢向右侧倾斜，然后再缓慢向左侧倾斜，如此反复地做7～15次为1回。一般可每日操作2～3回，坚持每日进行，血压会逐渐降低并保持稳定。

(4) 膻中穴、巨阙穴

左右乳头连线的中央（即胸骨体凹陷处）处是膻中穴，心口窝下方（即肋骨剑突下）处是巨阙穴，均与心脏的活动密切相关。如用手掌按压此两处，可起到安定精神、稳定血压的作用。人们在吃惊、激动时，会用手按在胸部之上，使情绪稳定；如在急躁不安时，用手按压腹部之上，也会起稳定情绪的作用。实际

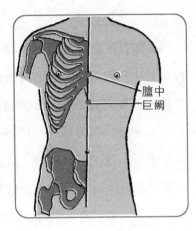

上，人们所按压的这两个区域，也正是膻中与巨阙两穴。众所周知，血压很容易受情绪的影响，如果能保持情绪稳定，血压自然也就不会升高。所以，高血压患者在紧张、心烦、发怒时，为了维持血压的稳定，可用双手重叠按压于膻中穴或巨阙穴；每日坚持按压膻中、巨阙穴2～3次，每次按上法按压1～2分钟，也能起到一定的防治高血压病的作用。

另外，膻中穴也可以与内关穴搭配按摩，内关穴属于心包经，心包经能够宽胸、理气、强心，和膻中穴搭配有事半功倍的效果。内关穴位于前臂，在腕横纹上6.67厘米处，桡侧腕屈肌腱与掌长肌腱之间，可仰掌取穴。也可以按揉内关穴来缓解中暑、晕车、晕船。按揉此穴不必力气太大，稍微有酸胀感即可。

(5) 劳宫穴

位于手掌中央的劳宫穴，具有使人感到精神疲劳、抑制精神兴奋的作用。当高血压患者心里紧张、血压增高时，用拇指轻轻按压手掌心的劳宫穴，就能产生良好的降压的效果。一般每日按压3次，宜

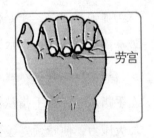

早、中、晚各行1次，每次可两手交替进行5～10分钟。注意呼气时，轻轻按压劳宫穴，则降压效果更好。要求呼出的气息又细又长，大约持续半分钟，略感有些不适时停止呼气，在转为吸气的同时，应减弱手拇指的按

压力量。如果能调整好呼气与吸气的节奏，血压会下降得更快。

（6）合谷穴

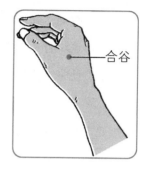

顺着手背上拇指与食指指骨的交会处摸下来，在交汇会稍微向前，靠近食指的地方，在此处按压，会有麻胀的感觉，此处即为合谷穴，这里是大肠经的通道。血压高的人合谷穴的脉络跳动很强，刺激合谷穴，可使兴奋的神经得到抑制，以达到降低血压的目的。高血压患者可用食指、拇指挟住按揉合谷穴，按揉时缓缓呼气，吸气时手不要动。每单手上的合谷穴按揉2～3分钟，然后左右手交换4～5次，即为1回。一般每日可行2～3回，坚持进行，就会起到明显的降压效果。

（7）后溪穴

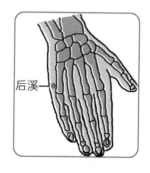

后溪穴位于小肠经上。由于小肠经与脖颈外侧到脑后部这一区域相连通，因此一旦刺激后溪穴，就可以达到缓解颈部肌肉紧张的目的，从而减轻高血压引起的头痛、头晕等症状。

寻找后溪穴方法很简单，握拳时，小指指尖所指的手掌横纹外侧突起的赤白肉际处便为后溪穴。此穴理想的刺激方法是，手背向上，用另一只手的大拇指按住合谷穴，中指按住后溪穴，这样夹住整只手，两穴一起按揉。不仅要刺激合谷、后溪两穴，还要刺激其周边部位。后溪穴可以用无名指、小指一起刺激，这样效果会更好。

刺激强度以虽有疼痛之感，但感觉舒服为准，左右手交替各进行4～5分钟。如果只作用于一只手，会感觉很疲劳，所以一定要交替进行。左右手合计刺激10分钟左右之后，与刺激前相比，血压将会下降1.3～1.9千帕（10～15毫米汞柱）。如果不能同时刺激合谷、后溪两穴，也可分别按压。

（8）足三里穴

人屈膝坐在椅子上，用手食指抓住小腿胫骨，自脚踝由下而上滑动，在快要接近膝部时会触摸到一块稍微突出的骨头，这块骨头靠下一点与膝部外侧的圆溜的骨头的连线的中点便是足三里穴。它具有调节胃肠功能、抑制神经兴奋、降低血压等功能，高血压患者可按压此穴降压。其操作要求是，在每次吸气后缓缓呼气时，用手拇指按压此穴3秒钟，反复操作5～10次，两腿交替轮流进行。一般每日可进行2～3回，如高血压病伴有失眠患者，其中一回可以在睡觉前进行，因为足三里穴还有改善睡眠的作用。

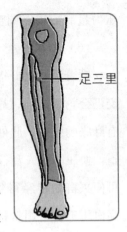

（9）曲池穴、太冲穴

患者用大拇指逆时针按揉双侧曲池穴（屈肘成直角，在肘横纹外侧端与肱骨外上髁连线中点，完全屈肘时，当肘横纹外侧端处）、太冲穴（位于人体足背侧，第一跖骨间隙的后方凹陷处），每穴按揉5～15分钟。

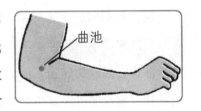

曲池穴是手阳明大肠经合穴，阳明经多气多血，又"合主逆气而泄"，故本穴有通腑泄热、调和气血之功；太冲穴为足厥阴肝经之原穴，足厥阴肝经为多血少气之经，肝属阴，主藏血，主疏泄，本穴具有调和气血、疏肝理气、平肝熄风之效。刺激曲池、太冲穴可调气降逆，平肝潜阳，明显改善高血压患者的收缩压和舒张压。

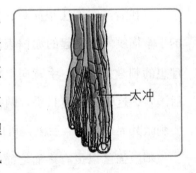

（10）肩井穴

现在有一种比较多发的头痛，叫颈性头痛，是由颈椎问题引起的，因为长时间的伏案工作，使颈部肌肉紧张，导致脑部供血不足，从而引发头痛。

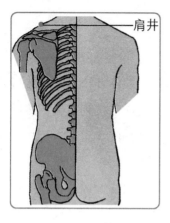

肩井

这种头痛可以通过按揉肩井穴缓解。肩井穴位置在颈部后面最突起的骨头与肩头连线的正中。按摩时，用中指按住对侧的肩井穴，并转动与肩井穴同侧的胳膊，按压力度以感觉到"舒服的微痛"为最佳。

（11）桥弓穴

高血压患者有时候因为生气或者情绪不稳定，血压会突然升高。这时候，穴位按摩能起到快速缓解作用。桥弓穴位于人体颈动脉窦的部位，推拿这个穴位，能够使人的心率减慢、血管扩张，血压下降。

具体做法是：用食指或中指的指腹自上而下地推按位于耳后到锁骨上窝处成一条线的桥弓穴（当头侧转时，从耳后到锁骨有一条肌肉突出在颈侧，整条肌肉即是），一定要从上往下推，适当用力。需要注意的是，推拿桥弓穴时只能一侧一侧地进行，切不可两侧同时推拿，因为双侧推拿会影响头部供血，刺激过强，容易导致头晕，甚至昏厥。

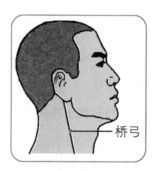

桥弓

（12）风池穴

风池穴位于项部，当枕骨之下，与风府穴相平，胸锁乳突肌与斜方肌上端之间的凹陷处。

风池穴具有清热降火、通畅气血、疏通经络的功能，有止痛作用迅速的特点。按摩风池穴具有扩张椎基底动脉的作用，能增加脑血流量，改善病损

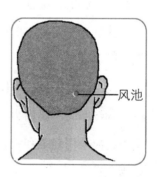

风池

脑组织的血氧供应，使血管弹性增强，血液阻力减小。因此，经常按风池穴可以预防高血压，也可配合人迎穴按摩。

3 降压特效穴位

（1）捏手掌心

血压急剧上升时，捏手掌心可作为紧急降压措施。具体方法为：先从右手开始，用左手的大拇指按右手掌心，并从手掌心一直向上按到指尖，然后返回掌心，直到每根手指指尖都按到，再照样按左手掌即可。

（2）按摩指甲根部

一只手的大拇指与食指夹住另一只手的大拇指指甲根部，转动揉搓，然后自指甲边缘朝向指根方向慢慢地揉搓下去，勿用力过度，吸气时放松，呼气时施压，尽可能地于早起、午间、晚就寝前做3次，这样可以使血管扩张，血压下降。

（3）按摩涌泉穴

坐于床上，用两手拇指指腹自涌泉穴推至足跟，出现局部热感后终止操作，每日1～2次，可以达到降低血压的目的。

（4）高血压按摩注意事项

①进行按摩前，按摩者应熟练掌握按摩基本手法、动作要领。

②病情较轻、病情稳定的Ⅰ期和Ⅱ期高血压病患者适宜进行按摩，Ⅲ期高血压、病情较重者，尤其是有高血压危象者则不宜进行按摩。

③宜选择安静、幽雅、空气清新的环境；在冬季按摩时，应注意室内温度，以免受凉感冒。

④按摩时要放松身体，采取舒适体位，同时还要保持心平气和。

⑤按摩时不要用力过大、缓急不匀、轻重不均，尤其注意不要用重力或蛮力，应采用轻柔和缓、用力均匀的手法，以感觉按摩部位有酸胀感或温热感为宜。

⑥在按摩敏感穴位时，动作应更加轻柔，尽量避免两侧同时进行，以免受凉血压增高。

⑦注意持之以恒，坚持每日按摩。血压偏高者最好每日按摩2次，血压

平稳者每日宜按摩 1 次。每次按摩时间要达到一定的要求，切忌任意缩短时间、敷衍了事。

⑧在身体不适的情况下，体质太差的人应谨慎按摩。

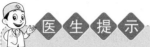

医 生 提 示

  按摩一直以来都是一种极好的保健手段，特别适合那些没有足够时间进行锻炼的人们。按摩不仅可以帮助我们缓解疲劳、放松心情，还能改善身体内部的血液循环，让我们的身体处于健康的状况中。但如果对按摩不了解的话，不但达不到保健养生的效果，反之会对我们的身体有伤害。所以，我们一定要先知道按摩有哪些需要注意的地方，平时才能够健康安全地按摩，从而达到保健养生的效果。

 ## 拔罐

  拔罐法，又名"火罐气""吸筒疗法"，古称"角法"。这是一种以杯罐作为工具，借热力排去其中的空气产生负压，使杯罐吸附于皮肤上，造成瘀血现象的疗法。拔罐疗法具有扶正祛邪、调节阴阳、疏通经络、调节脏腑、散寒除湿、行气活血等作用。古代医家在治疗疮疡脓肿时用它来吸血排脓，后来又扩大应用于肺痨、风湿等内科疾病。现今，其治疗范围进一步扩大，成为针灸治疗中的一种疗法。

  中医认为，拔罐疗法有降低高血压的疗效，尤其对于原发性高血压有显著的治疗效果。所以，在结合药物治疗高血压的同时，可以把拔罐作为治疗高血压的辅助疗法之一。

1 拔罐疗法的原理

（1）机械刺激作用

拔罐疗法通过排气造成罐内负压，罐缘得以紧紧附着于皮肤表面，牵拉了神经、肌肉、血管以及皮下的腺体，可引起一系列神经内分泌反应，调节血管舒缩功能和血管的通透性，从而改善局部血液循环。

（2）负压效应

拔罐的负压作用使局部迅速充血、瘀血，甚至毛细血管破裂，红细胞破坏，发生溶血现象。首先，红细胞中血红蛋白的释放对机体是一种良性刺激，它可通过神经系统对组织器官的功能进行双向调节，同时促进白细胞的吞噬作用，提高皮肤对外界变化的敏感性及耐受力，从而增强机体的免疫力。其次，负压造成的强大吸拔力可使汗毛孔充分张开，汗腺和皮脂腺的功能受到刺激而加强，皮肤表层衰老细胞脱落，从而使体内的毒素得以迅速排出。

（3）温热作用

拔罐局部的温热作用不仅使血管扩张、血流量增加，而且可增强血管壁的通透性和细胞的吞噬能力。拔罐处血管紧张度及黏膜渗透性改变，淋巴循环加速，吞噬作用加强，对感染性病灶，无疑形成了一个抗生物性病因的良好环境。另外，溶血现象的慢性刺激对人体起到了保健作用。

（4）高血压拔罐常用穴位

涌泉穴、足三里穴、三阴交穴、曲池穴、内关穴等。在拔罐治疗高血压时，一定要注意选择适当的体位，拔罐的动作要快、准、稳。

2 拔罐降血压疗法

疗法一

特效穴位及经络：大椎穴至长强穴，大杼穴至白环俞穴、会阳穴。

操作方法：先在大椎穴至长强穴、大杼穴至白环俞穴行走罐法，自上而下。然后在会阳穴、长强穴行刺络拔罐法，留罐10分钟。每周2～3次。

功效：开窍醒神。

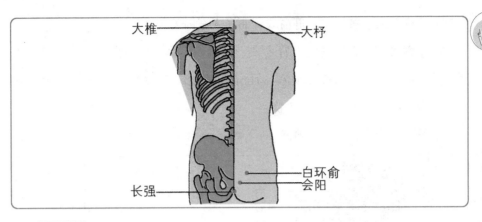

大椎　大杼

白环俞
会阳

长强

疗法二

特效穴位及经络：大杼穴至膀胱俞穴、曲池穴、足三里穴、太溪穴、血海穴、太阳穴、阳陵泉穴、肝俞穴、肾俞穴、三阴交穴、太冲穴。

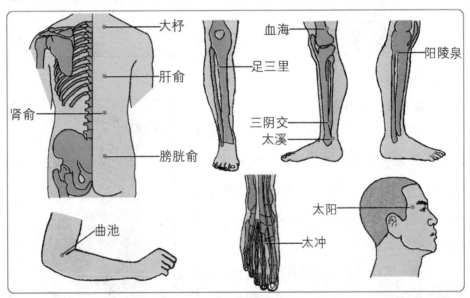

大杼　血海　阳陵泉

肝俞　足三里

肾俞　三阴交　太溪

膀胱俞

太阳

曲池　太冲

操作方法：先刮背部大杼穴至膀胱俞穴。肾精不足者加刮太溪穴、血海穴，肝火亢盛者加刮太阳穴、阳陵泉穴，阴虚阳亢者加刮肝俞穴、肾俞穴、三阴交穴和太冲穴。

功效：滋阴养阳。

疗法三

特效穴位及经络：膈俞穴至肾俞穴，大椎穴至命门穴、心俞穴、肾俞穴、大椎穴、命门穴、神道穴、肝俞穴，曲泽穴至内关穴。

操作方法：先在膈俞穴至肾俞穴，大椎穴至命门穴，曲泽穴至内关穴行走罐法。隔日1次。再在心俞穴、肾俞穴、大椎穴、神道穴、肝俞穴行留罐法，留罐10～15分钟。每日1次。

功效：清心宁神，疏肝泄热。

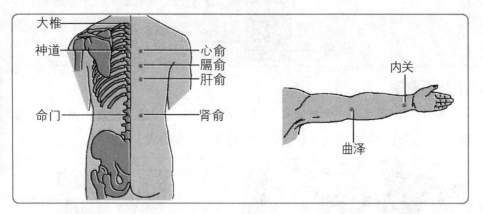

疗法四

特效穴位：大椎穴。

操作方法：患者取卧位，先对大椎穴进行润滑及其常规消毒，然后用针在大椎穴上横刺，以少量渗出血为宜，然后左右手分别拿火罐迅速送往大椎穴处，留罐10分钟左右，每周1次。

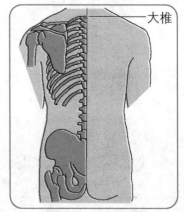

拔罐大椎穴时，最好以肝俞穴为配穴，将气罐扣于肝俞穴，稍微用力往外拉罐顶部的气管，使罐内形成负压，留罐15分钟左右。每日1次。

③ 哪些人不宜拔罐

（1）孕妇、女性月经期。尤其是孕妇的腹部、腰骶部位不宜拔罐。孕妇如果进行不适当的拔罐，可引起先兆流产等。同样的道理，如果在经期拔小腹或者拔腰骶部，会引起月经过多。

（2）高热、抽搐和痉挛发作者不宜拔罐。对于癫痫患者，则应在发病间隙期使用。

（3）有出血倾向的患者慎用，更不宜刺络拔罐，以免引起大出血。

（4）有严重肺气肿的患者，背部及胸部不宜负压吸拔。心力衰竭或体质虚弱者，不宜用拔罐治疗。

（5）皮肤过敏、皮肤损伤者慎用。拔罐有可能加重过敏症状，而且皮肤溃疡的地方也不能拔，否则容易引发感染、水疱，加重溃疡。

（6）骨折患者在未完全愈合前不可拔罐。急性关节扭伤者，如韧带已发生断裂，不可拔罐。

（7）酒足饭饱者不宜拔罐。饭后血液流向肝脏进行代谢工作，此时拔火罐，气血被强行引导到拔罐部位，导致心脏不得不加速供血，容易出现眩晕、恶心等各种不适。

（8）皮肤有溃疡、破裂处，不宜拔罐。在疮疡部位脓未成熟的红、肿、热、痛期，不宜在病灶拔罐。面部疔肿禁忌拔罐，以免造成严重后果。局部原因不明的肿块处，亦不可随便拔罐。

4 拔罐注意事项

（1）拔罐要找准穴位

拔罐，首先要讲究穴位准确。拔罐不只是哪里疼在哪里拔火罐，中医讲究辨证施治，除了疼痛部位的穴位要拔罐外，还要在疼痛的相关穴位拔罐，才能达到效果。如有的患者腰疼，可能还需要在腿部的穴位拔罐。很多人并不了解人体的穴位情况等，因此拔罐最好到正规医院进行。

（2）紫印未消失不宜重复拔

有的人在一次拔罐后，疼痛没有完全消失，又在疼痛部位继续拔罐，希望能够通过这种手段治愈疾病。其实，这是错误的。如果上次拔罐部位的紫红印记还没有完全消失，是不能在紫印部位连续拔罐的，要更换到其他穴位。否则不但不能缓解疼痛问题，还可能带来更多的问题。

（3）拔罐时间不宜过长

拔罐时，有的人尽可能地延长拔罐的时间，以为可以达到更好的治疗效果。然而专家提醒，拔罐的时间最好控制在 10 分钟或 10 分钟之内，如果时间太长，拔火罐部位很可能出现起泡、破溃甚至感染。

（4）拔罐后注意事项

拔完罐后，切记不要受风，要注意防水、保暖，拔完之后 3 个小时内不要吃凉的食物。起罐后局部潮红、瘙痒，不可以乱抓，几小时或数日后便可恢复正常。

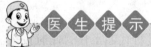

拔罐、刮痧都是中医的治疗方法之一，主要起到排毒、通经活络的作用。但是不能经常拔罐，因为拔罐会压迫毛细血管，使毒素排出，大多会伤血管及皮肤。一般隔 5 天左右进行一次为宜，另外，如果拔罐后皮肤鲜红而没有黑紫，则可以暂停一段时间不拔罐，因为体内已经无毒或少毒。

针灸

针灸是针法和灸法的总称。针法是指在中医理论的指导下，把针具（通常指毫针）按照一定的角度刺入患者体内，运用捻转与提插等针刺手法来对人体特定部位进行刺激，从而达到治疗疾病的目的。刺入点称为人体腧穴，简称"穴位"。根据最新针灸学教材统计，人体共有 361 个正经穴位。灸法是以预制的灸炷或灸草在体表一定的穴位上烧灼、熏熨，利用热的刺激来预防和治疗疾病。通常以艾草最为常用，故而称为艾灸，另有隔药灸、柳条灸、灯芯灸、桑枝灸等方法。

针灸由"针"和"灸"构成，是东方医学的重要组成部分，其内容包括针灸理论、腧穴、针灸技术以及相关器具，在形成、应用和发展的过程中，具有鲜明的汉民族文化与地域特征，是基于汉民族文化和科学传统产生的宝贵遗产。

1 针灸的作用

（1）疏通经络

可使瘀阻的经络通畅而发挥其正常的生理作用，是针灸最基本、最直接的治疗作用。经络"内属于脏腑，外络于肢节"，运行气血是其主要的生理功能之一。经络不通，气血运行受阻，临床表现为疼痛、麻木、肿胀等症状。

（2）调和阴阳

可使机体从阴阳失衡的状态向平衡状态转化，是针灸治疗最终要达到的目的。疾病发生的机制是复杂的，但从总体上可归纳为阴阳失衡。针灸调和阴阳的作用是通过经络阴阳属性、经穴配伍和针刺手法完成的。

（3）扶正祛邪

可以扶助机体正气及祛除病邪。疾病的发生、发展及转归的过程，实质上就是正邪相争的过程。针灸治病，就在于发挥其扶正祛邪的作用。

2 高血压病针灸治疗

体 针

主穴：曲池穴、风池穴。

配穴：合谷穴、太冲穴。

治法：以主穴为主，效果不佳时，加用或改用配穴，双侧均取。曲池穴深刺，进针5～10厘米，得气后，使针感上传至肩，下行于腕，以捻转提插手法行针1分钟，留针。风池穴，针时令患者仰卧，枕头略高，颈部悬空，以利进针，针感以放射至前额为佳，亦运针1分钟，留针。合谷穴、太冲穴，以上、下、左、右顺序进针，运针1分钟。留针0.5～1小时，其

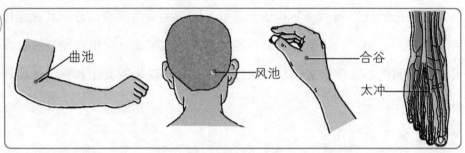

曲池

风池

合谷

太冲

间，每隔5～10分钟运针1次。每日或隔日1次，6次为1个疗程，疗程间隔3日。

电 针

主穴：分2组。①合谷穴、太冲穴；②曲池穴。

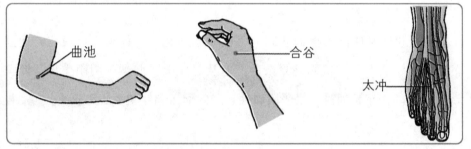

曲池

合谷

太冲

治法：每次取一组，两组交替轮用。均选双侧。针刺得气后，施泻法，然后接通电针仪，连续波，频率200次/分，刺激量以患者可耐受为度。留针20分钟。每日或隔日1次，10次为1个疗程，疗程间隔3～5日。

艾 灸

主穴：百会穴、涌泉穴。

配穴：心穴、神门穴、肝穴、肾穴、内分泌穴（均为耳穴）。

治法：一般仅用主穴。百会穴为雀啄灸。艾条点燃后，从远处向穴区接近，当患者感觉烫为1壮，然后将艾条提起，再从远端向百会穴接近，如此反复操作10次即可停，灸壮与壮之间应间隔片刻，以免起泡。涌泉穴为温和灸，可双侧同时进行。令患者取仰卧位，将点燃之艾条置于距皮肤2～3厘米处施灸，以患者感温热而不灼烫为度。每次灸15～20分钟。上述灸法，均为

三分钟 **高血压** 健康疗法

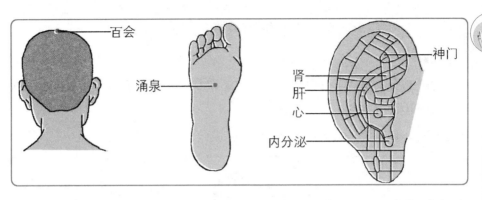

每日 1 次，7～10 次为 1 个疗程。效不显者可加用配穴，以王不留行子贴压，每 4 小时自行每穴按压 1 分钟，每次一侧耳，双耳交替，每周换贴 1 次。

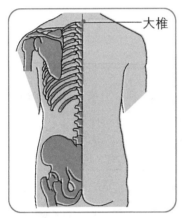

3 拔罐

主穴： 大椎。

治法： 令患者正坐垂头，以毫针直刺大椎穴，针深 3.33～5 厘米，不做捻转，略加提插，至诱发出下窜针感后，在针柄上放一蘸 95%酒精的棉球，点燃，扣上玻璃罐，或用真空拔罐器吸拔。留罐 20 分钟，起罐取针。隔日治疗 1 次，10 次为 1 个疗程，疗程间隔 5～7 日。一般须治疗 3 个疗程。

4 耳穴压丸

主穴： 降压沟穴、肝穴、心穴、交感穴。

配穴： 枕穴、额穴、神门穴、皮质下穴。

治法： 主穴每次取 3～4 穴，酌加配穴，每次选用 4～5 穴。在穴区寻得耳

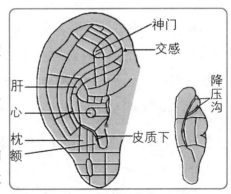

郭敏感点后，常规消毒，以胶布将王不留行子或磁珠贴压在耳穴上，嘱每日每穴按压 4～8 次，每次每穴 5 分钟，以感到胀、痛、热为度。左右耳穴交替贴

压，每3天调换1次，15～21天为1个疗程。

5 刺血

主穴：分2组。①百会穴、太阳穴、印堂穴、耳和髎穴、天柱穴、大椎穴；②耳尖穴（耳穴）。

配穴：风府穴、风池穴、腰俞穴、涌泉穴。

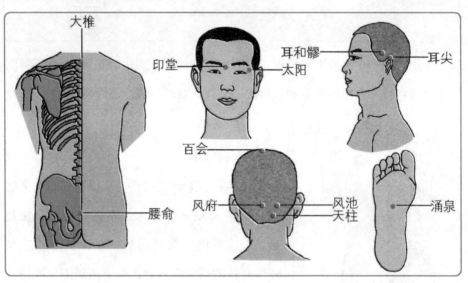

治法：主穴每次1组，可交替应用。体穴穴区消毒后以三棱针（耳尖可用小号三棱针或粗毫针）刺，出血2～3滴；出血不畅者，可用拇指、食指挤压。耳尖穴取双侧，揉按使之充血后行严密消毒，用三棱针或6号注射用针头点刺耳尖穴，每侧穴位出血8～10滴，完毕后，再用稀释碘酒常规消毒针口，15日后复查血压。每周2次，10次为1个疗程。配穴，嘱患者用中指按摩，每次按摩1分钟，每日1次，不计疗程。

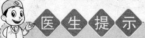
医 生 提 示

在高血压Ⅰ期（指血压已到高血压标准但无心、脑、肾并发症表现）用针灸降压，如能持之以恒，保持良好的生活方式或适当配合服用降压药物，也有明显的效果。针灸降压，是通过对机体调整而获得效果的。因此，无副作用且可长期应用。

敷贴

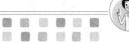

中医认为，高血压病除内服药物治疗外，还可采取中药敷贴疗法。敷贴疗法是以中医基本理论为指导，应用中草药制剂，施于皮肤、孔窍、俞穴及病变局部等部位的治病方法，属于中药外治法。敷贴疗法是中医治疗学的重要组成部分，并较内治法更为简便、实用，是我国劳动人民几千年来在同疾病做斗争过程中总结出来的一套独特的、行之有效的治疗方法。中药敷贴降压方以中药为材料，具有"简、便、廉、验"的特点。中药敷贴降压方对各期高血压病均有效。在操作中、护理上特别要注意的是穴位的精准及中药膏剂调配过程中剂量及黏稠度的掌握，避免穴位不准、药量不足或过多、膏体过干或过稀给疗效带来不良影响。下面介绍几种中药外治高血压病的疗法。

1 敷涌泉穴疗法

①吴茱萸。取吴茱萸20克，研成细末，再用白醋调成糊状备用。晚上睡觉前洗净双足，取吴茱萸醋糊适量，敷于两足中心处，敷药面积以一分硬币大为宜，再用胶布固定，第二天起床后除去。每日用药1次，连用1个月为1个疗程。一般1个疗程开始起效，3个疗程显效。一般可降低血压10毫米汞柱左右，对各期高血压病均有效。

②茱萸肉桂散。吴茱萸、菊花、肉桂各等份，研成细末，取药末50克水煎泡脚，另取药末10克用蛋清调敷涌泉穴。主治肝阳上亢型高血压所致的眩晕，每晚用药1次。

③吴萸磁石散。吴茱萸、磁石、肉桂各30克，共研细末。用时每次取药末5～10克，用蜂蜜调和制成两个药饼，分别贴于神阙穴和涌泉穴上，并以胶布固定，然后点燃艾条灸两穴位各20分钟。每日1次，10日为1个疗程。

④桃杏散。桃仁、杏仁各 10 克，栀子 15 克，胡椒 7 粒，糯米 14 粒，共研细末，以蛋清或开水调膏敷涌泉穴。每日换药 1 次，一般敷药 3 日后即可见效。

⑤蓖麻附子散。将蓖麻仁 50 克，吴茱萸、附子各 20 克，共研细末，加生姜 150 克，共捣泥，再加入 10 克冰片和匀调膏敷贴涌泉穴。一般敷药2～5日即可见效。

⑥怀牛膝、川芎、三棱各 50 克。将上药共研极细末，装瓶备用。用时取药末 10 克，用陈醋调成糊状，敷于双足涌泉穴，外用绷带包扎固定。隔日换药 1 次，连用 10 次为 1 个疗程。

⑦五倍子 20 克，研末，用唾液调成糊状，每晚临睡前敷于双足涌泉穴。每日换药 1 次。

⑧生桃仁、生杏仁、栀子各 3 克，白胡椒 1 克，粳米 10 粒。将上药共研极细末，用鸡蛋清调成糊状，敷于双足涌泉穴。

⑨生大黄（切片）适量，先用白酒浸泡大黄片，24 小时后，将浸泡透的大黄片捣烂，每晚敷于双足心。每日换药 1 次，连用 14 日，降压功效显著。

2 敷脐疗法

①吴萸川芎散。吴茱萸、川芎各等份，共研细粉，每次取 5～10 克敷神阙穴，外用麝香止痛膏固定。每 3 日换药 1 次。

②吴茱萸（用猪胆汁制）450 克，龙胆草 10 克，白矾 100 克，朱砂、硫黄各 50 克，环戊噻嗪 175 毫克，上药混合，研成细末备用。取药粉约 200 毫克放入脐窝内，用棉球盖住，胶布固定（洗澡时不可弄湿）。每星期换药 1 次，1 星期为 1 个疗程。效果：一般 1～2 个疗程见效，3 个疗程显效。本中药降压方对第一期和第二期高血压病疗效较佳。

③萸芎白芷散。吴茱萸、川芎、白芷各 30 克，共研细末，装入瓶内密封备用，每次取 15 克，用脱脂棉裹成小球紧压于脐窝，外用胶布固定。每日换药 1 次，10 天为 1 个疗程。

④附子三七散。附子、川芎、三七各等份，研成细末，每次取 5～10 克敷神阙穴。3 天换药 1 次，10 次为 1 个疗程。

⑤怀牛膝、川芎、罗布麻叶各 50 克，共研细末，取药粉 15～20 克用 75% 酒精调成糊状，置于脐部，纱布覆盖，胶布固定。每 2 日换药 1 次，10 次为 1 个疗程。

3 浴足疗法

①钩藤冰片浴。钩藤 20 克，冰片 2 克，用布包好，每日用 1 包，在晨起及晚上睡前放入盆内并加沸水浸泡药包，待温度适宜，浴足 30～45 分钟。10 日为 1 个疗程。

②钩藤牛膝浴。钩藤、牛膝各 30 克，水煎药液浴足。

③茺蔚桑枝浴。茺蔚子、桑枝、桑叶各 20 克，煎汤 1500 毫升，浸泡双足约 30 分钟，即可产生降压效果。

④吴茱萸、五倍子各 30 克，钩藤 15 克，将上药水煎取汁 1000 毫升，待温，浸泡双足。每次 20～30 分钟，每日 2 次。10 天为 1 个疗程，连用 2～3 个疗程。

⑤决明子 10 克，石决明、龙骨、牡蛎各 30 克，煮沸，取药液。每晚浸泡手足 20 分钟，连用 10 天。

4 药枕疗法

①寄生菊花枕。桑寄生、夏枯草、钩藤、菊花、罗布麻叶、生槐花、灯芯草、绿豆衣、薄荷各 50 克，冰片 5 克，共打成粗末，装入一布袋内，置于睡枕上，枕风池、风府、大椎穴，枕时打开布袋，用毕将药密封。每袋药可枕 1～2 个月。

②杭菊 1200 克，川芎 500 克，白芷、丹皮各 250 克，晒干，装入棉布做的枕袋内，缝好袋口。随症加减：肥胖伴潮热盗汗、舌红、少津和脉细数者，丹皮加大剂量至 350 克；眩晕、头痛遇风寒加重或发作者，加细辛 250 克。睡时枕用，每个药枕可用 6～12 个月。一般 1 个月为 1 个疗

程。效果：1个疗程起效，3个疗程显效。本中药降压法适用于各期高血压病患者。

③石膏磁石枕。将生石膏、磁石各100克研成细粉；野菊花、淡竹叶、桑叶、蚕沙各250克，白芷、川芎、青木香、蔓荆子各60克，研为粗粉。将上述细粉与粗粉混匀后装入布袋内制成药枕供夜间枕头用。本方对肝火亢盛型患者疗效较佳，对痰湿壅盛型患者疗效则较差。

5 其他

①龙胆草15克，菊花10克，栀子12克。将上药浸泡于500毫升食醋中，7天后以药酒外擦太阳穴。每日3～5次。

②吴茱萸、川芎、白芷各30克。将上药共研为细末，用药棉蘸少许药末，塞入鼻孔内。每日1次，10次为1个疗程。

③牡梧敷穴法。取牡丹花和梧桐叶等量（各约200毫克），研成细末，用麻油调成糊状备用。将上药敷于双上肢曲池穴（上肢屈肘，肘横纹外端凹陷处）、双下肢足三里穴（膝髌骨下缘10厘米，胫骨前嵴外一横指处）和双血海穴（膝髌骨内上方6.67厘米处），敷药面积以一分硬币大小为宜，用胶布固定。每日换药1次，1个月为1个疗程。此中药降压方一般1个疗程起效，2个疗程显效。本法对各期高血压病有效。

刮痧

刮痧以中医经络腧穴理论为指导，通过特制的刮痧器具和相应的手法，蘸取一定的介质，在体表进行反复刮动、摩擦，使皮肤局部出现红色或暗红色出血点等"出痧"变化，从而起到活血透痧的作用。因其具有简、便、廉、效的特点，临床应用广泛，适合医疗及家庭保健。还可配合针灸、拔罐、刺络放血等疗法使用，加强活血化瘀、驱邪排毒的效果。

刮痧除了用刮痧板、刮痧油外，还可在家就地取材，用蘸上白酒（40度左右）、切得比较方正的姜块来刮，因为从活血化瘀的角度来考虑，姜块蘸酒刮痧最好。对于高血压患者来说，刮痧的部位可以选择肩部和颈部，即风池穴（头后颈部两侧凹陷处）到肩井穴（肩部最高处）之间的区域。此外，还可以刮肘窝和膝盖后侧的腘窝处。

除了用器具刮以外，用手指揪皮肤、拍打皮肤以及挤压皮肤都是刮痧方法，即扯痧、拍痧和挤痧。所以，高血压患者适当拍打肩部、颈部也有降压作用。

1 刮痧治疗高血压

选穴：风池穴、肩井穴、曲池穴、足三里穴、三阴交穴。

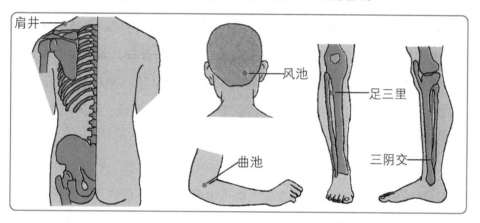

定位：风池穴，在项部，当枕骨之下，与风府相平，胸锁乳突肌与斜方肌上端之间的凹陷处。

肩井穴，在肩上，当大椎穴与肩峰端连线的中点上。

曲池穴，在肘横纹外侧端，屈肘，当尺泽与肱骨外上髁连线中点。

足三里穴，膝盖下10厘米，胫骨外侧一横指处。

三阴交穴，在小腿内侧，当足内踝尖上10厘米，胫骨内侧缘后方。

2 刮拭顺序及方法

先刮风池穴、头后部、肩井穴及肩部，再刮背部膀胱经穴，然后刮手臂曲池穴，最后刮下肢的三阴交穴、足三里穴。

泻法。在需刮痧部位先涂抹适量刮痧油。常用降压刮痧部位为颈背部、胸部的肌肉胀痛处。若身体胀痛不明显，则以督脉两旁俞穴、足太阳膀胱经穴、足少阳胆经穴及颈部、腋窝动脉行走部为重点刮痧区；头痛甚者由百会穴开始由上往下重刮；情绪激动，伴有心悸、心烦者加刮手少阴心经穴及手厥阴心包经穴；血压高而体虚头晕之人，加刮下肢足太阴胆经穴及足阳明胃经穴。

3 刮痧手法及注意事项

刮痧手法及注意事项：先在刮痧部位涂上刮痧油，再用刮痧板的凸面在皮肤表面呈45度角紧压皮肤，用力压刮。刮痧手法由轻至重，先轻后重。刮痧降压多提倡重手法，刮至患者自觉刮后身体轻松为度。身体胀痛、头痛伴高血压者，尤需反复重刮，每次刮痧时间约10分钟。若为无凝血机制障碍患者，刮出人工瘀斑为正常现象，可增强疗效，人工瘀斑3～5天可自行消退。糖尿病患者、凝血机制障碍患者禁用刮痧。刮痧一定要用刮痧油，以免刮破皮肤。

从形态来看，刮痧可分为若干层次，如皮肤颜色潮红、紫红以及略微渗血等。无论是哪种状态，人的皮肤上都可出现颜色较深的红点，这就是所谓的出痧。此时，应该用姜块按压红点。但从安全角度考虑，大家刮痧至多刮到皮肤颜色紫红就可以了。如果皮肤颜色潮红时就已经出痧，则不必继续刮了。

在刮痧时要顺着一个方向，不适合在有瘢痕、溃破、出血的皮肤上进行。老年人与重症高血压合并心、胸、肾疾病的患者不宜刮痧。刮痧降压适合每日或者隔日1次，5日为1个疗程。间隔3日再继续，效果更佳。

第六章

情绪好才能身体好

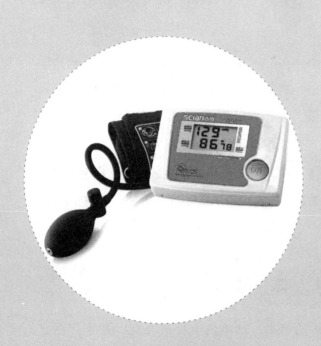

情绪关系着血压

情绪波动易引发高血压

近年来的研究表明，原发性高血压是生物因素与社会心理因素综合作用所致的疾病。

据研究，人在暴怒、激动时，血压可急升 4 千帕（30 毫米汞柱）左右。外界刺激可引起反复的、强烈的精神紧张及情绪波动，使大脑皮质的抑制和兴奋过程发生冲突。大脑皮质功能紊乱，丧失对皮质下血管舒缩中枢的正常调节作用，使血管处于收缩状态，引起全身小动脉痉挛而使血压升高。

一个人遇到紧张刺激后，所做出的主要心理反应是情绪变化，不良情绪包括忧郁、悲哀、愤怒等，这些情绪如果长期存在于机体中，无疑会导致某些生理指标长期处于高水平状态，使器官承担负荷加重，甚至受损，最终导致器官衰竭，造成机体发病。因此，不良情绪是高血压发病的基础之一，性格特征则是这个基础的重要因素。要预防高血压的发生，高血压病患者必须做到思想上保持淡泊、宁静，避免激动，控制情绪波动，保证正常心理环境。

乐观情绪对人体的好处

乐观的情绪能够调动机体的潜力，影响内分泌的变化，加速代谢过程，增强抵抗力。根据心理神经免疫学的观点，乐观的情绪可促使精神控制中枢——脑干系统产生如神经肽这样的化学物质，进而增强人体免疫反应的功能。研究显示，乐观者体内比悲观者体内有更多活跃的具有免疫功能的 T 细胞，也有良好的免疫细胞反应。

乐观对疾病的正面影响更加明显。这是因为良好的情绪能促进人体内部机制的变化，加快患者恢复健康。对未来生活乐观的人一般比较长寿，同时，个体对自己的健康状况做的评估也与是否长寿有关。那些相信自己健康状况不好，而实际上健康状况好或相当好的人，其早亡的危险性会增加。反之，那些相信自己健康状况好，即使实际检验结果显示他们的健康状况差的人，他们早亡的危险性也会减少。

可以毫不夸张地说，乐观是维持个体生命的一个强有力因素，也是决定个体有怎样的健康状况和可以活多久的一个最有说服力的因素。现在，越来越多的医生在向人们表达这样一种坚定信念——比起其他任何一种正面精神因素来说，乐观更可能为健康和疾病创造奇迹。

审视你的心理情绪

情绪不稳定，心态不健全，也是诱发高血压的主要因素。主要应从以下几个方面加以审视：

①高血压病和情绪有着密切的联系。这是因为人情绪波动时，交感神经兴奋，引起血管收缩、心率加快，进而导致血压升高。

在日常生活中，我们会发现，性情温和的人患高血压的较少，性情急躁的人患高血压的较多。而高血压患者大多暴躁易怒，这就导致了恶性循环。

所以，当发现我们身边的人突然变得性情急躁，爱发脾气，就应该提醒他们去医院检查一下。有高血压病史的人若变得爱发脾气时，更应引起注意。

此外，爱发脾气的人应该对自己的症状有所认识和警惕，及时去医院检查是不是患了高血压病，做到防患于未然。

②抑郁症。抑郁症与一般的神经衰弱不同，主要症状为持续性情绪低落，感到生活乏味，虽然入睡不难，但早醒且睡眠质量不高，症状常晨重夜轻。抑郁症常同时伴有焦虑，表现为恐惧伴神经功能失调，如阵发性心悸、胸闷、多汗、口干、腹痛、腹泻等。

抑郁症的形成与某些精神因素和环境因素有关，例如事业不顺利、家人病故和家庭不和睦等。女性患者多为中老年人，尤其是在更年期者，这时也是容易发生高血压病的年龄。因此，高血压病患者患有抑郁症时，常表现为血压波动幅度大，甚至有时会怀疑是否肾上腺长有嗜铬细胞瘤。对于这些患者，及时到医院心理科就诊，解除精神压力是必要的。同时，要改变不良生活习惯，如嗜酒、长期依赖安眠药等。某些降压药长期服用也可以引起抑郁症，如利舍平。不少患者服用含利舍平的药物后首先出现凌晨失眠，以后逐渐出现抑郁症及焦虑症状。因此，当发现有抑郁症倾向时，应及时停服对大脑中枢有抑制作用的利舍平或可乐定等，改服其他降压药物。有时单服抗抑郁药物如百忧解等，也可以使波动的血压得到有效的控制。

③绝望。研究发现，如果一个人产生绝望心理，那他患高血压的概率就会比对生活充满希望的人高 3 倍。研究人员分析了 600 多名有高血压病的人，结果发现与肥胖、缺少活动等其他影响高血压病的因素一样，产生绝望心理也是一种致病因素。研究同时发现，绝望对心脏的影响比抑郁更厉害。另外，绝望还是心肌梗死的前兆。

④压力因素。随着社会经济的不断发展和进步，人类对自身健康问题投入了更多的关注，这有利于对某些疾病的预防和治疗。但是，由于生活节奏的加快，人们所承受的压力日渐增加，为高血压的发生提供了可乘之机。这些压力可能影响高血压的发生、病程及疗效。调查表明，个人、心理、社会和环境因素，包括家庭情况、工作环境及文化程度，也是重要的因素。

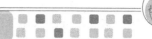

情绪为何影响你的血压

"高血压是活活气出来的，血压高的人不能太激动……"生活中常常听到这些说法。那么，血压真的与人的情绪有关吗？

专家认为，人体血压的波动与众多心理、社会因素关系密切。高血压患者在坚持药物治疗的同时，尤其不能忽视情绪的调节。许多高血压患者之所以控制不好血压，没有控制好自己的情绪就是原因之一，如长期处于精神压力下，有负性情绪，经常出现情绪紧张、激动、焦虑过度、抑郁等，都会导致血压升高。

近几年，脑卒中的患者越来越多。临床发现，很多高血压患者长期处在压力大、身体疲劳的状态下，突然情绪失控，血压骤然升高，从而诱发了脑卒中。神经内科的医生还经常碰到一些高血压患者，在家血压都在正常范围之内，甚至运动后即测的血压也都在正常范围之内，可一到医院检查，血压就高了，这与患者当时的环境刺激、心理紧张以及患者相互间的心理暗示等有关。

需要提醒的是，偶尔轻度的情绪变化对人体影响不大，但是过多的、过久的或过强的情绪变化则会对人造成伤害。情绪激动，不论是愤怒、焦虑、恐惧，还是大喜大悲，都可能使血压一时性升高，其原因是神经、精神因素引起高级神经活动紊乱，致使调节血压的高级自主神经中枢反应性增强，血液中血管活性物质如儿茶酚胺等分泌增多，小动脉痉挛收缩，血压升高。因此，注意控制情绪，对防止高血压的发生和发展有十分重要的意义。

那么，情绪激动时血压为什么会升高，稍静下来又能恢复呢？原因是情绪属于高级神经活动，人在情绪激动时，在大脑皮质的影响下，可兴奋延髓的心率加速中枢和缩血管中枢，使交感神经和肾上腺系统的活动明显增强。

此时，不仅交感神经末梢所释放的神经介质——去甲肾上腺素增多，而且由肾上腺髓质分泌入血液的肾上腺素量也大大增加。在交感神经和肾上腺素的共同作用下，一方面，心脏收缩加强、加快，心输出量增多；另一方面，身体大部分区域的小血管收缩，外周阻力增大。由于心输出量增多和外周阻力增大，因此血压升高。稍安静后，来自大脑皮质的神经冲动减少，交感神经和肾上腺系统的活动减弱，使血压有所下降。当血压升高时，还可通过主动脉弓和颈动脉窦压力感受器反射，使血压恢复正常。

总的来说，血压与个性心理特征、社会心理应激因素（不良的家庭环境、工作与生活中的精神刺激等）、情绪因素（焦虑、恐惧、精神紧张）等关系密切。

如何调节情绪

试着控制自己的情绪

现在的很多疾病都与情绪脱不了干系，高血压就是其中之一，下面就让我们看看高血压患者应该怎样控制自己的情绪。

1 自我暗示

高血压患者常会有情绪紧张的现象，如果不会自我放松，就不利于血压保持正常。自我暗示疗法可以有效地缓解这种情况，简便且易行。进行自我暗示时，可保持站姿，或者采取坐姿，还可以躺着。

方法1：保持心情平静，排除杂念。心里反复默念"放松，放松，放松"，同时将意念集中于脚心的涌泉穴，想象全身的怒气、疲劳、疾病全部由涌泉穴排出体外。每日行此法至少 3 次，做时最好保持站姿，每次不要少于 3 分钟。

方法 2：晚上洗脚时，将双脚放到热水盆中。两眼微闭，面带微笑。心里默念"放松，放松"，同时将意念集中于脚心的涌泉穴，想象全身的疾病、不愉快情绪及疲劳感——排入了水中，时间持续 3 分钟。也可在晚上淋浴时行此法。

② 学会释放怒气

高血压患者要意识到在生活中难免会遇到一些令人生气的事，所以一定要学会平息心中的怒气和释放内心的压力，而不要经常把愤怒压抑在心灵深处，否则会因为怒火导致血压升高。因此，高血压患者在适当时间采取适当的方式释放心中的怒气，是一种行之有效的自我心理调适的方法。

③ 学会排解郁闷

如果高血压患者因为退休后的失落造成心情郁闷，可以经常参加一些活动，比如学习一些自己感兴趣的东西，或者多参加集体活动，等等。总之，要让自己的生活和内心充实，才不会因为小事而生气。

由此看来，治疗高血压的关键除了药物控制外，还有情绪的调节。若是每一位高血压患者都能有一颗平静的心，在面对事情时能冷静处理，那么，血压就不会出现大幅度的变化，这样就可以大大降低高血压的发病率。

自我消除抑郁情绪

有些人在得知自己患了高血压之后，就会情绪低下、抑郁消沉，觉得自己怎么这么不幸，从而在精神上无法振作起来，持续不断地处在悲伤或焦虑不安的情境中。这些情况会引发深层次抑郁。抑郁，会对人的生理、心理造成很大的影响，严重时要求助于医生。

抑郁是健康的天敌，怎样消除呢？可以采取以下方法：

①让你周围的人了解，当你感觉不顺的时候，你所能做的事情是有限的。

②不要给自己设过高的目标，尽可能地除去艰巨的任务，将大的、令人气馁的任务分割为小的、易于控制的步骤分别列出，然后执行并检查。

③遇到困难时要善于寻求别人的帮助。

④善待自己，懂得享受快乐生活，时不时地嘉奖自己取得的成绩。

⑤花时间锻炼与运动，也可以通过改变饮食习惯来保持大脑神经平衡，因为饮食健康且富有营养可助脑功能健全。

⑥饮食均衡。要多吃富含蛋白质的食物。

⑦少食多餐比暴饮暴食更有裨益。

⑧虽然享用巧克力会暂时愉悦自我，但是不宜经常吃这类甜腻的食物。

⑨不要借酒消愁。借酒消愁可以帮助你暂时放松，但同时它也抑制中枢神经系统，从而加重抑郁感，而且会使人处理事情时缺乏理智，只会使事情更糟。

⑩限制饮用咖啡。过度摄入咖啡只能使抑郁雪上加霜。另外，每晚保证睡眠充足，一般而言睡眠时间不少于7小时，以及定期坐禅、沉思等，都有利于放松自我，摆脱抑郁。

幽默，情绪的调节剂

幽默是健康的良药。幽默的特点是温和、含蓄和机智。幽默的治疗功能在于使患者的精神充分放松，使机体发生良性反馈，转移对不良情绪的注意力。心理学研究表明，人的大脑皮质中有个"快乐中枢"，幽默正是其最佳的刺激源之一。"快乐中枢"接受适宜的刺激后呈兴奋状态，能把各种美好的东西复制出来，激活人体功能，在人的机体内发生一场"生物化学暴风雨"，消除生理疲劳和精神倦怠。同时也可以改善血液循环，提高免疫力。

俗话说："笑一笑，十年少。"笑不仅是人们心理和生理健康的标志之一，也是自我保健的一剂良药。笑能产生良好的心理和精神作用，消除紧张、厌烦、焦虑等不良情绪，使人保持心情舒畅。同时，笑能促进肾上腺素等的分泌，对机体产生有益的影响。笑能促使人体的腹部、心脏、膈肌、胸部和肝脏等进行运动，起到刺激肠胃，加速血液循环，清除呼吸系统中的异物，提高心跳频率的作用。

幽默感可以通过后天的学习而获得，以下几个要领可供参考：

①乐观面对现实，练就宽容心态。幽默与宽容、乐观是亲密的朋友。

②扩大知识面。幽默是建立在丰富知识的基础上的，唯有不断地学习、扩大知识面，才能做到谈资丰富，妙言成趣。

③培养洞察力和敏捷的思维能力。要学会迅速捕捉事物的本质，以诙谐的语言及时地表现，才易使人产生轻松的感觉。

④领会幽默的真实内涵，幽默不是油腔滑调，也非嘲笑讽刺。可以先学着机智而又敏捷地指出别人的缺点或优点，在微笑中加以肯定或否定。只有从容、平等待人、超脱、聪明透彻，才幽默得起来。

愉悦情绪的精神调摄

高血压病患者的情绪可归纳为两大类：一类是不愉快的情绪，它们往往较强烈地刺激人体的血管、肌肉、心脏和内分泌腺，促使病情加剧，增加治疗的困难，对身体的恢复有害。这类情绪包括愤怒、焦急、害怕、恐惧、沮丧、失望、厌恶、不满等。另一类是愉快的情绪。这类情绪会给人一种适度的刺激，它们包括快乐、满足、恬静、舒畅、愉悦等。一个人如果懂得控制自己的不良情绪，保持愉快的情绪，尽量使自己生活得自在，就向健康迈进了一大步。

为了保持乐观向上的愉快情绪，不断地排除种种不利于高血压病治疗的心理干扰，下面的一些原则是需要遵守的。

① 对任何事物保持一定的兴趣

人生活在复杂的充满矛盾的世界里，随时都会遇到不尽如人意的事和物，这时只有自得其乐，人生才会成为一次趣味无穷的旅程，事物才会变得可亲可爱，使你产生浓厚的兴趣，这样自己也会在愉快的环境中得到应有的慰藉。

② 清心寡欲，看得开

清心寡欲，实为有益的做人之道。老子有一重要的哲学思想，即"道法自然"，指的是世界万物要顺应自然规律，不可拂逆，不可强制。而要达到"道法自然"，则须按照老子说的"致虚极，守静笃"去身体力行。不要过分追求名利，而要学会恬静淡泊。

③ 拥有良好的人际关系

美国耶鲁大学病理学家沙利·伯克曼教授曾对 7000 名成年居民进行跟踪调查，结果表明，凡社交能力强、朋友多的人，其死亡率较其他人低 43.5%。研究证明，与他人友好交往可抑制下丘脑，降低乙酰胆碱的分泌，减少皮质醇和儿茶酚胺以及其他产生心理压力的物质的产生，能把血液流量、人体细胞的兴奋等调节到最佳状态。而不良人际关系所产生的负性情绪会干扰人体正常的生理代谢，诱发高血压。

④ 形成一种适合新情况的生活节奏

有的高血压病患者总是担心无药治疗，无法消除各种症状，甚至担心累及心、脑、肾，产生各种可怕的后果。即使是一些无关紧要的小病痛，也思前想后，惶惶不可终日。这对高血压病的恢复是十分不利的。正确的做法是根据自己的病情，选择一种自己感觉适宜的生活节奏，不要试图证明你和没生病时一样，那样会加重身体负担，使病情恶化。要承认你和以前不一样了，要及时调整工作量、工作速度等。当你把这些都安排好并且养成习惯时，你会惊奇地发现你有可能工作得和以前一样好，因为你现在效率更高了。

乐观的情绪能够调动机体的潜力，影响内分泌的变化，加速代谢过程，增强抵抗力。

常见的心理疗法

有些高血压患者过于悲观，认为一旦得了高血压就等于背负上一颗"定时炸弹"。殊不知，高血压病的发生和病情的发展都与情绪因素有着密切的关系，精神紧张、焦虑不安会使血压升高，甚至使病情进一步加重。现代心身医学专家认为，心理治疗对高血压病的治疗有着十分重要的作用。一般来说，轻度血压升高的高血压患者无须服用降压药物，单独心理治疗即可达到降血压目的。

心理疗法的治疗措施主要是针对造成紧张、压抑的心理因素，一方面加强自身修养，改正不良个性，提高心理素质；另一方面注意改善人际关系，建立起适当的和规律性的作息习惯，保证充足的睡眠。对于中度以上的高血压病患者，除了采用以上的心理治疗措施外，可在医生指导下适当服用一些降压药物。

心理疗法对高血压病有独特的疗效，这些具体方法的应用对于高血压患者有极为重要的意义。但这些具体疗法需要患者在实践中不断学习与总结，并且长期坚持，方能取得较好的疗效。高血压的心理治疗主要包括音乐心理疗法、释放压力疗法、支持性心理治疗、认知疗法、抗抑郁与抗焦虑药物等。

1 音乐疗法

音乐治疗并非常人认为的听听音乐，让患者身心放松那么简单、随意，它是有严格要求的。音乐治疗时，选择有治疗保健性质的音乐，达到治疗患者的目的。

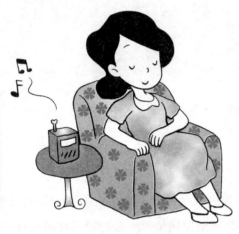

《灵枢》说："看花解闷，听曲忘忧。"听音乐能使人的心理得到改善，令人心情愉快，气血通畅，血压降低。科学家用电子仪器测定正在欣赏音乐的人，发现他们的心脑生物电流、肌肉弹性、血压、脉搏、呼吸次数、体温等都会因乐曲的变化而发生变化。从心理作用来讲，音乐不仅可以提高大脑皮质神经细胞的兴奋性，可以活跃和改善人的情绪，还可以消除由于心理因素所造成的紧张状态，提高应激能力。

用音乐疗法来治疗高血压病，可以选用节奏舒缓、旋律悠扬、格调高雅、词曲隽永的中国古曲音乐或轻音乐，如《烛影摇红》《平湖秋月》《雨打芭蕉》《春江花月夜》《江南好》《光明行》等乐曲，西方乐曲，如巴赫的小提琴协奏曲也有明显的降压效果。

那些刺耳的音乐和疯狂的节奏，会破坏人体心脏和血液循环的正常规律，可使心脏功能衰弱。此外，那些具有强烈刺激性的音乐，不但不能降低血压，反而会引起血压升高，还会导致一些严重并发症。

2 书画疗法

书画疗法是指通过练习、欣赏书法和绘画，以达到治病养生目的的一种自然疗法。从生理活动方面来看，习书作画时头部端正，两肩平齐，胸张背直，两脚平放。此时精力集中，宠辱皆忘，心平气和，灵活自若地运用手、腕、肘、臂，调动全身的气和血，使全身血气通融，体内各部分功能得到调整，使大脑神经兴奋和抑制得到平衡，促进血液循环和新陈代谢，并能使全身肌肉保持舒适状态。欣赏书画也是一种高尚的艺术享受，可从书画艺术中汲取精神食粮，陶冶人的性情，排除忧虑和烦恼，提高审美能力和艺术素养，达到调节人的精神活动、消除疲劳和七情劳损的目的。而以上这些对调节放松高血压病患者的心理状态有一定作用。

书画疗法的降压作用主要与书画疗法可以调节情绪、疏肝理气、平肝潜阳有密切关系。当人们挥毫之时或潜心欣赏书画时，杂念被逐渐排除，因而可以使郁结的肝气得以疏解，上亢的肝阳得以下降，上升的血压得以降低。有人将经常练习书画者与初学书画者进行对照观察，结果两组血压均有不同程度的下降，但经常练习书画者的降压程度明显高于初学书画者。

高血压患者进行书画练习没有严格的禁忌证，只需注意每次练习书画时间不宜过长，以30～60分钟为宜，不宜操之过急。绘画时要注意自己的心情，若情绪不良时不必勉强，劳累之时或病后体虚，不必强打精神。本已气虚，再耗气伤身，会加重身体负担。另外，饭后也不宜立即写字作画，饭后伏案不利于食物的消化吸收。

3 园艺疗法

园艺疗法是让患者在一定条件下，从事园艺活动，即对蔬菜、果树、花卉和观赏树木等植物进行栽培管理，使患者在绿色的环境中得到情绪的恢复和精神的愉悦。从事园艺活动的好处甚多，辛勤的劳动可获得果实，并经常吃到新鲜而有营养的东西，饱尝亲手栽培的乐趣；园艺劳动时，肌肉可得到锻炼；人在充足的阳光和清新的空气中会感到生气勃勃、精神焕发；那迷人的绿色和花香，会给人带来喜悦的心情，使情绪升华，可促进患者增强信心，使疾病早日痊愈。

园艺植物所透露的蓬勃朝气和盎然生机能给人以生活美的享受。在园艺操作中能消除神经紧张和身体的疲劳。让高血压患者离开病床到室外去从事力所能及的园艺活动，看到绿色闻到花香，可使其忘却烦恼，减少病痛。从事园艺活动（种花、锄草、培养幼苗等）有助于减轻精神压力和忧郁，可降低血压，促进血液循环。

4 疏泄疗法

疏泄疗法即通过一定的方法和措施改变人的情绪和意志，以摆脱不良情绪带来的痛苦。事实证明，疏泄疗法可使人从苦恼、郁结的消极心理中得以解脱，尽快地恢复心理平衡。当人们遇到这样或那样的精神创伤和长期不良情绪的刺激、挫折或打击后，不但会因为心理、生理反应促使心跳加快、血压升高，而且可诱发高血压病，这是一个不争的事实。但自古以来，人们就注意到在受到各种精神创伤或刺激后，有的人会生病，而有的人却不会生病。其中一个很重要的因素就是他们能否正确对待与疏泄这些不良的精神刺激。人们发现，凡是能够正确对待有关事物与善于排遣不愉快情绪的人，绝大多数都能保持身心健康而不生病。相反，那些总是将不快积郁于心或过分自我压抑的人，不但患高血压、消化性溃疡等病的概率较高，而且患各类精神疾病的概率也高出普通人数倍。所以，将内心积郁的各种不良心理因素疏泄出来，是高血压患者维持血压稳定的重要方法之一。当然，在运用疏泄疗法时，应根据不同人的心理、环境和条件等，采取不同的措施，并进行灵活运用。

常用的疏泄办法有：

①痛快地哭：无论痛苦或愤怒，痛快地哭可以将身体内部的压力释放，将身体压力产生的有害化学物质及时排出。生活中常见这样的事例，某人由于某事过于痛苦，劝其大哭一场后，心理压力就会明显减轻。如痛痛快快地大哭一场让眼泪尽情地流出来，就会觉得舒服些。所以，有人提

出"为健康而哭"的观念。

②向朋友坦白心事：有了不良的情绪，可以向他人倾诉，也可以与自己最亲近的朋友谈心，诉说委屈，发发牢骚，以消除心中的不平之气。遇到烦恼，可以坦白地跟朋友说，寻求解决方法。

③用爱好疏导情绪：看电影电视、读书、绘画、练书法、唱歌、跳舞等，都可以消除生活上的压力，促使人的情绪好转。雄壮的歌曲可以振奋精神，放声歌唱也可以提高士气。人在憋闷时，找个适当的场合大声喊叫，把心中郁积的"能量"释放出去，也能解除烦闷。

④运动性疏泄：进行散步或其他运动，无须太久，每日 20 分钟，也能消除紧张情绪。剧烈的运动更是好的办法，人在情绪低落时，往往不爱运动，越不活动，情绪越低落，形成恶性循环。事实证明，情绪状态可以改变身体活动，身体活动也可以改变情绪状态。例如昂首挺胸，加大步幅及双手摆动的幅度，提高频率走上几圈，或者通过跑步、干体力活等剧烈活动，可以把体内积聚的"能量"释放出来，使郁积的怒气和其他不愉快的情绪得到发泄，从而改变消极的情绪状态。

⑤远离不良环境，疏导情绪：各种情绪的产生都离不开环境。避免接触强烈的环境刺激，有时是必要的，但最好学会情绪的积极转移，即通过自我疏导，主观上改变刺激的意义，从而变不良情绪为积极情绪。要学会从改变环境入手，实际上就是通过具体环境的改变，减少环境对人体心理和生理上的不良刺激，形成积极的暗示作用，排除消极的影响，以达到治疗目的。如果你遇到烦恼，你可以试着改变目前所处的环境，此法对高血压病的治疗有明显的好处。

⑤ 行为疗法

行为疗法是指通过一些行为（比如松弛肌肉、默想等）来达到治疗目的的方法，又称为"心理行为治疗"或"行为干预"。虽然也有人认

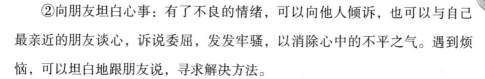

为，行为疗法仅使血压轻微下降，比不上药物疗法显著，但近年来，行为疗法仍被推荐为治疗高血压病的自然疗法之一。这是因为行为疗法还可与药物治疗联合应用，两者的协同作用可使血压下降较为明显，并可减少药物用量。

常用的行为疗法有：

①松弛疗法：松弛疗法是目前治疗高血压比较常用的一种行为治疗方法。尽管各种松弛训练的含义和模式各不相同，但以下几种训练，包括排除杂念、全身放松、深慢呼吸、反复训练等，都是直接针对高血压的发病原因采取的。其疗效已被近年来的临床和实验结果所证实。患者通过长期反复训练，可做到很容易地实现全身放松，让血压成为一种能被患者"随意"操作的行为，从而达到降压目的。临床实验也证明，长期的松弛训练可降低外周交感神经活动的张力。

（2）"松弛－默想"疗法：这里介绍一种简便的"松弛－默想"锻炼方法，若能持之以恒，便可取得成效。

第一步：选择一个受外界干扰少的安静环境。

第二步：静坐在一个舒适的位置，闭上眼睛。

第三步：尽量放松全身肌肉，从脚开始，逐步向上直至面部，保持肌肉高度松弛。

第四步：通过鼻子呼吸。呼气时默念"一"，吸气，呼出时默念"一"，吸气，呼出时默念"一"……

第五步：持续锻炼20分钟（可睁眼核对时间，但不要用闹钟），结束时闭目静坐数分钟，然后再睁眼。

这一疗法的技巧是，当思绪出现纷乱时任由它去，继续默念"一"。每日锻炼1～2次。一般不要在饭后2小时内进行，以免受消化过程的干扰。

日常心理调节

高血压病患者保持心境平和、情绪乐观十分重要，良好的情绪能使血压稳定，有利于高血压病的恢复。以下几种方法可帮助高血压病患者保持情绪稳定：

1 克服紧张情绪

人在紧张、忧愁、愤怒、悲伤、惊慌、恐惧、激动、痛苦、嫉妒的时候，可出现心慌、气急和血压升高，甚至导致脑血管痉挛或破裂、脑卒中致死。高血压病患者的情绪变化，常常会导致血压不同程度的波动。而做一些手工操作，如缝纫、编织、雕刻等，可以使大脑有个歇息的机会。练字、绘画，可使情绪稳定，精神完全进入一个宁静的境界。

当心情不佳、紧张焦虑时，可以改换一下环境，去公园里、河边、山顶欣赏一下大自然的美景，将注意力转移，从而达到精神松弛的目的。遇到不满意的人和事，要进行"冷处理"，避免正面冲突。遇事要想得开，切忌生闷气或发脾气。另外，还应培养多种兴趣，多参加一些公益活动及娱乐和运动，做到笑口常开，乐观轻松。

2 避免心理负担过重

部分高血压患者发现血压升高后，思想负担很重，情绪极不稳定，结果使血压增高，病情加重。有的患者甚至出现消极沮丧、失去信心等不良心理，觉得自己给家庭和社会带来负担，成为包袱，不愿按时服药，不肯在食疗、体疗等方面进行配合，等待"最后的归宿"。也有的患者因降压治疗一时不理想，对治疗失去信心，变得焦躁不安，怨天尤人。虽然高血压病的治疗目前尚缺乏治本的方法，需要长期作战，但若能在药物治疗的同时避免增加心理负担，改变生活方式，进行自我安慰，病情是可以控制的，并发症也是可以减少的。

第六章

情绪好才能身体好

3 纠正猜疑心理

一些患者一旦确诊高血压病之后，便把注意力集中在疾病上，稍有不适便神经过敏，猜疑血压是否上升了，是否发生并发症了，为此终日忧心忡忡。有的患者看了一些有关高血压病的科普读物后，便把自己的个别症状及身体不适进行"对号入座"，怀疑自己病情加重，或百病丛生，对医生的解释总是听不进去，有时甚至希望医生说自己病情严重。其实这样盲目猜疑反而不利于血压的稳定。

第七章

高血压急救措施

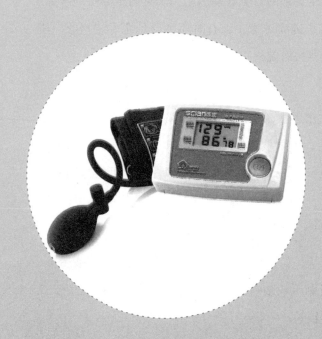

高血压的信号

高血压被称为健康的"无形杀手"，这是因为高血压初期并没有特殊不适，一些细微的症状很容易被误认为是不良生活习惯、个别小毛病引起的。但是，再狡猾的"敌人"也会露出一些马脚，让我们有迹可循。下面就给大家介绍几个高血压的危险信号，有高血压家族史者、肥胖人群、更年期妇女等尤其需要警惕。

1 头痛、头胀

感到头痛、头胀并不能肯定就是高血压或脑出血的前兆，因为头痛的原因相当多，诸如感冒、睡眠不足、饮酒过量或吸入二氧化碳等。然而，高血压引起头痛的情形颇为常见，头痛也是显示高血压进展程度的重要症状。

高血压所引起的头痛，以全头部的自觉疼痛为主，少见固定部位的疼痛。疼痛性质以发胀、冲逆、昏沉、钝痛等为主，有时还会感到恶心、呕吐。所以，患有这些症状的人，一定要去医院检查治疗。

2 眩晕

高血压引起的眩晕，女性比男性较多。然而，因高血压引起的眩晕，还不至于严重到使身体失去平衡。有时虽为轻度眩晕，却失去平衡感，这种症状若发生在老年人身上并且频频出现时，就要特别加以注意，可能是脑卒中的前兆。

3 耳鸣

耳鸣是很多疾病常见的症状，如中耳炎、贫血、睡眠不足、过度疲劳等，但以上多数为单耳耳鸣。由高血压或脑动脉硬化等引起的耳鸣往往发生于双耳，并且耳鸣严重，持续时间较长。

4 心悸、气促

所谓心悸就是自己会感觉到心脏跳动的情形和平常不同，或伴随有气促情形发生。心悸和气促的主因是心力衰竭、慢性呼吸衰竭或血管异常及血液的问题。由高血压所引起的心肌肥大、心力衰竭或由冠状动脉粥样硬化所引起的心肌缺血、心肌梗死等，都会使心脏功能异常。心力衰竭、血管狭窄或贫血时，稍稍做运动便会有心悸、气促发生。

5 四肢麻木

有的人在早上醒来或偶尔有四肢麻木的现象，便担心自己患了高血压病。其实，能引起这种症状的并不只是高血压，所以不能因此就断定是高血压所引起的。这种手脚麻木的现象，有时只是短暂的生理现象而已。而因高血压引起的四肢麻木并不是单纯的四肢麻木，严重时可出现某一部分的运动障碍，当然也会出现轻微的感觉障碍，但绝非是暂时性的。如果四肢经常出现麻木现象，且持续时间很长，就要去医院检查是否患有高血压及并发症。

由于高血压的类型不同和病情发展的阶段不同，可有轻重不一、错综复杂的各种临床表现，早期患者的临床症状往往不是很明显，在体检时才会被发现高血压。早期的血压上升，一般是收缩压和舒张压同时升高，并且波动性较大，常受精神和劳累等因素影响，在适当休息后可恢复到正常范围。临床上常见的症状有头痛、头晕、耳鸣、健忘、失眠、乏力、心悸等一系列神经功能失调的表现，症状的轻重和血压的高低不成比例。

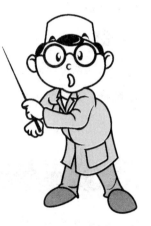

当病情不断发展至中晚期时，则血压增高且趋向于稳定在一定范围，尤其以舒张压增高更为明显。由于全身细小动脉长期反复痉挛以及脂类物质在管壁沉着引起的管壁硬化，可造成心、脑、肾等重要器官的缺血性病变，由于这些器官损害及代偿功能的程度不同，除以上早期的一般症状外，还可出现以下相应的临床表现：

1 心脏

血压长期升高，左心室出现代偿性肥厚，当此种高血压性心脏病进一步发展时，可导致左心功能不全，继而出现右心肥厚和右心功能不全。

2 肾脏

主要因为肾小动脉硬化，使肾功能逐渐减弱，出现多尿、夜尿，尿检时可有少量红细胞、管型。随着病情的不断发展，最终还可导致肾衰竭而出现氮质血症或尿毒症。

3 大脑

脑血管有硬化或间歇性痉挛时，常导致脑组织缺血、缺氧，产生不同程度的头痛、头晕、眼花、肢体麻木或暂时性失语、瘫痪等症状，脑血管在以上的病理基础上，可进一步发展引起脑卒中，其中以脑出血及脑动脉血栓形成最常见。

4 眼底

在早期可见眼底视网膜细小动脉痉挛或轻中度硬化，到晚期可有出血及渗出物、视神经盘水肿。

 血压突然升高怎么办

原发性高血压是一种慢性病，血压波动的幅度不会很大。血压突然升高有两种情况：一种情况是因为某种原因而致继发性高血压，如患急性肾小球肾炎或者嗜铬细胞瘤突然发作，使血压突然间升高，血压可在200/140毫米汞柱以上，并伴有剧烈的头痛、恶心、呕吐、大汗淋漓、心跳加快、面色苍白，病情来势凶猛。这种情况大多数出现于年龄比较小的人。另一种情况是，原来就有高血压病史，血压在原来的基础上突然升高，发生这种情况常常是因为精神过度紧张，情绪过分激动，或者是停止服用降压药。可伴有头痛、呕吐、视物不清、心慌胸闷，甚至有意识障碍。这种血压骤然升高的现象，也可以反复发作。

作为患者家属或者同事，遇到这种突然发生的事情，切记不要慌张，在联系医院治疗的同时，要先做临时处理。首先要稳定患者的情绪，让其躺下，头部略微抬高，立即给予口服或者舌下含服起效快的降压药，如可乐定、硝苯地平、卡托普利等药物。在紧急的情况下，不必拘泥于药物的选择，找出适当的降压药物就可以服用。其次，对神志清醒的患者，要询问一下目前的治疗情况，如果从未服用过降血压药物，可以先给予小剂量降压药，10 分钟以后再测量血压，如果血压没有降低，再次加量服用；如果是正在服用药物的高血压患者，不必减少药量，直接给予口服一片，再观察血压，此时能够把血压控制在 160/100 毫米汞柱就可以了。

对突发血压升高的患者，待血压稳定以后，一定要查明原因，积极治疗，防止再次发生。

 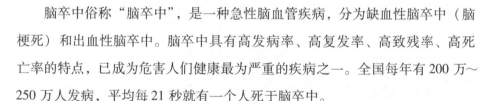

警惕脑卒中

脑卒中俗称"脑卒中"，是一种急性脑血管疾病，分为缺血性脑卒中（脑梗死）和出血性脑卒中。脑卒中具有高发病率、高复发率、高致残率、高死亡率的特点，已成为危害人们健康最为严重的疾病之一。全国每年有 200 万～250 万人发病，平均每 21 秒就有一个人死于脑卒中。

诱发脑卒中的原因很多，任何影响血管通畅的因素都可能导致血液供应减少或中断，引起脑梗死（最常见的脑卒中类型）。其中，高血压、血脂异常、糖尿病、吸烟、心房颤动、超重或肥胖、缺乏运动及有脑卒中家族史这几项危险因素需引起注意，只要符合其中任意三项，就属于脑卒中高危人群。

高血压是诱发脑卒中最常见、最危险的因素，其中的 H 型高血压（高血压的一种特殊类型——伴有半胱氨酸增高的高血压）最易引起脑卒中，建议高血压患者进行一次 H 型高血压诊断，再进行针对性治疗。此外，脑卒中的发生还与心理障碍、精神紧张及情绪波动等有关，人在生气时，脑供血量增加，极易发生脑卒中。

1 脑卒中伤害不可逆

脑卒中一旦发生，往往造成不可逆损害。此外，患病时间一长，不仅患者遭受痛苦，还给家庭带来沉重负担。脑卒中带来的后果有以下几种：

（1）肢体瘫痪

较轻者影响行走能力，严重的则需卧床。卧床时间久了，会造成如肺炎、褥疮、下肢静脉血栓等疾病，有些甚至危及生命。

（2）语言障碍

脑卒中会导致运动性失语、感觉性失语、失读、失写，剥夺人与外界交流的能力，别人说话听不懂，自己说话别人不明白，使患者陷入痛苦的深渊。

（3）吞咽困难

延髓性麻痹的患者经常存在吞咽困难的问题，一日三餐都变得十分费力，而且容易发生误吸、流涎等。

（4）认知障碍

脑卒中后痴呆发生率很高，易造成认知能力下降，甚至不认识家人、朋友。

（5）精神抑郁

中年时期的脑卒中常伴有抑郁等症状，会给正值事业上升期、作为家庭支柱的患者造成沉重的精神打击。加上脑卒中本身对脑内递质等的影响，抑郁发生率明显增加，会导致患者自伤或伤人等不良后果。

2 警惕脑卒中发病前信号

高血压患者突然出现下列情况，需引起注意。

①偏侧肢体或面部麻木，肢体无力。

②口齿不清，说话模糊或言语笨拙，记忆力、理解力下降等智力障碍。

③单眼或双眼发黑、视力下降。

④饮水呛咳，吞咽困难。

⑤不明原因的剧烈头痛。

⑥眩晕，身体失去平衡。

⑦嗜睡等意识障碍。

出现上述症状时，就要及时就医，并请医生给予正确的诊断和治疗。出现脑卒中先兆后立即警觉起来，能有效避免脑卒中的发生。

③ 抢救和康复都很重要

正常脑组织在缺血 3 小时后会出现相应面瘫、失语、肢体偏瘫等不可逆变化，6 小时后缺血脑细胞将出现坏死。所以说，治疗时机是关键。据统计，在我国，超过 98% 的脑卒中患者未接受溶栓治疗，主要原因就在于入院前和入院后的延迟。入院到治疗时间应控制在 60 分钟以内。脑卒中尤其是脑梗死并非不可治，最重要的条件是抓住关键的 3～4.5 小时。如果患者发病后能尽早接受溶栓治疗，治疗效果将大大提高。

一旦患者出现头痛、恶心、呕吐、神志不清、偏瘫、偏身感觉障碍、失语、发音吞咽困难等脑卒中迹象，应马上将患者送到最近医院就医。若能及早就医，可在脑细胞没受损之前恢复全部或部分功能。另外，治疗脑卒中千万不能盲目，病急乱投医有害无益，而且会耽误最佳治疗时间。脑卒中救治贵在快，从发病到治疗每节约 15 分钟，相当于延长愈后健康生命 1 个月。

药物治疗主要是针对脑卒中疾病，一旦急性期过后药物作用将会减小；而康复治疗是为了让脑卒中患者早日回归社会，回归家庭，主要康复治疗包括肢体肌力恢复、言语功能恢复、吞咽恢复、心理康复等。康复治疗应该在脑卒中急性期介入。从治疗脑卒中开始，除了有主管医生、责任护士管理，康复医师、治疗师也应第一时间参与制订治疗和康复方案。急性期的康复以体位摆放、预防并发症为主，病情稳定 48 小时后就需要及时进行肢体功能训练。在病情允许的情况下，康复训练越早开始效果越好，九成以上患者经过康复治疗后能自主行走。

4 预防脑卒中要"个性化"

脑卒中的防控措施应针对高血压、糖尿病、血脂异常、房颤、不健康生活方式等进行积极干预。建议将脑卒中防治措施个体化，实现共性与个性的结合，才能达到最佳防治效果。高血压患者应该做到：积极治疗控制高血压；加强对糖尿病、心脏病、血液系统疾病的治疗；加强体育锻炼；合理饮食，适量摄入动物蛋白质，如瘦肉、鱼类、禽类等；降低食盐摄入量，每日控制在6克以内；多吃新鲜蔬菜水果，以提高钾元素摄入量；戒烟限酒，控制体重，杜绝不良生活方式。同时要记得定期体检，着重了解血压、血糖、血脂及体重指数。

高血压急救知识

当高血压患者出现血压升高的情况时，可增加心肌梗死、心脏性猝死、脑出血或脑梗死以及肾功能衰竭等恶性事件发生的危险。如果突然出现高血压急症且在家中发生，这时候该如何急救呢？

如果家庭成员中有中老年高血压患者，一般应配备听诊器、血压表、常用降压药和硝酸甘油制剂等心血管病急救用品，有条件的还可添置氧气袋以备急救之需。一旦发病，应及时采取正确的急救措施，这可为抢救患者的生命赢得宝贵的时间。

高血压的急救方法：

1 高血压危象

因血压骤然升高而出现剧烈头痛，伴有恶心、呕吐、胸闷、视力障碍、意识模糊等神经症状。

急救措施：此刻患者应卧床休息，并立即采取降压措施，选用复方降压片等，还可加服利尿剂，尽量将血压降到一定水平。对意识模糊的患者要给予吸氧，症状仍未缓解时，需及时护送患者到附近医院急诊治疗，同时进一步查清高血压危象的原因和诱因，防止复发。

2 心绞痛

高血压患者如果有明显的冠状动脉粥样硬化，可以发生心绞痛，发病多因情绪波动、劳累或过度饱餐，症状为胸前区阵发性疼痛、胸闷，可放射于颈部、左上肢，重者有面色苍白、出冷汗等症状。

急救措施：马上让患者安静休息，并在舌下含硝酸甘油1片，同时给予吸氧，症状可逐步缓解。若不能缓解，需立即备车迅速送医院急救，以防延误病情。

3 急性心肌梗死

该病起病急，患者常发生剧烈的心绞痛、面色苍白、出冷汗、烦躁不安、乏力，甚至昏厥，症状和后果比心绞痛严重得多。如果患者突然心悸气短，呈端坐呼吸状态，口唇发绀，伴咯粉红色泡沫样痰等症状，应考虑并发急性左心衰竭。

急救措施：此时必须让患者绝对卧床休息，饮食和大小便都不要起床，避免加重心脏的负担，可先服安定、止痛、强心、止喘药等，同时呼叫救护车急救，切忌乘公共汽车或扶患者步行去医院，以防心肌梗死的范围扩大，甚至发生心跳骤停，危及生命。急性心肌梗死经常会发生心跳骤停的险情，家人应掌握家庭常用的心跳复苏救治方法来赢得时间，以等待医生赶来救治。

4 脑溢血

发病前夕血压常骤然升高，有明显的诱因。患者可能先有短暂的头晕、头痛、恶心、麻木、乏力等症状，也可突然发生剧烈头痛、呕吐、神志昏迷、口眼歪斜、单侧肢体瘫痪等危重症状。

急救措施：此时要让患者完全卧床，头部稍垫高，随后侧卧，以便呕吐物及时排出，避免窒息，可以给予吸氧。要尽快用担架将患者抬到医院急救，并避免震动，特别要求对患者少搬动，因早期搬动可加重患者出血。

通过以上内容的介绍，希望读者对高血压出现的不同症状采取的急救方法有所了解，认识到预防高血压最主要的方法就是保持良好的生活习惯。

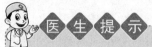

高血压患者应坚持服药治疗，并经常到医院监测血压变化，及时调整药物剂量。平常应合理安排工作和休息，不宜过劳，保证充足睡眠。戒除烟、酒及高脂饮食，避免情绪产生较大的波动。

出现意外时的紧急处理

高血压病常可由于血压过高或某些诱发因素而引起一系列意外，患者本人与家属均应具备一些这方面的常识，以备不时之需。常见意外有：

1 突然半身不遂

口眼歪斜、半身不遂，是高血压病患者尤其是伴有脑动脉硬化者很容易出现的一种紧急情况，也是脑出血、脑血栓、脑栓塞的主要表现之一。如不及时治疗，可危及患者生命。

急性期应在发病当地抢救，不宜长途运送及过多搬动，以免加重出血。应将头部抬高30度，注意保持呼吸道通畅，随时吸除口腔分泌物或呕吐物，适当给以吸氧。在发病后的4小时内，每小时测一次血压、脉搏，观察神态、呼吸、瞳孔，直到病情稳定为止。

2 突然呼吸困难

急进型或严重高血压患者，由于心脏负荷过重，排血受阻，可引起一些严重的症状。这主要是左心室输血量急剧下降而出现心源性休克所致。另一方面，因为肺静脉的回流受阻，肺毛细血管内压力突然升高，引起肺水肿，因而发生呼吸困难。这种情况往往突然出现，尤其容易在夜间发作，因为夜间患者的体位由白天的立位或坐位变为卧位，使回心脏的血流量增多，加重了肺部淤血，因而造成严重呼吸困难，并因此被迫保持坐位以减轻症状。患者在呼吸困难的同时可有频繁咳嗽，常咳出泡沫样痰，伴烦躁不安、面色灰白、口唇青紫、大汗淋漓，严重时可咳出大量粉红色泡沫样痰。

如高血压患者在家中出现上述紧急情况，家人要立即使患者取坐位或半卧位，双腿下垂，以减少静脉回心血量，减轻心、肺负担；用橡皮带轮流扎紧四肢，减少静脉回流；吸氧，以改善肺通气状况，并尽快送往医院急救。

 ## 情绪激动时血压升高的自救

大多数高血压患者的自主神经系统处于不稳定状态，因此多具有脾气急、肝火旺、心跳快等特点。尤其是初发高血压的中壮年人，其自主神经系统更不稳定，情绪稍一激动，血压就会骤升。而老年高血压患者由于对环境适应力较差，自主神经调节系统容易失调，也容易出现血压骤升的情况。

高血压患者在情绪激动时，应及时自我监测血压。由于个体差异，每个高血压患者在血压骤升时的自我感觉不同：有的人毫无感觉或仅有轻度心慌、头晕、头痛等，而有的人则感觉天旋地转、恶心、呕吐、耳鸣、四肢冰冷。一旦血压骤升，应立即口服一种短效降压药（如硝苯地平、卡托普利），以预防意外事件发生。如果血压不能降低，则要及时去医院就诊。

 ## 脑溢血的紧急救护

脑溢血是老年人的多发病，系指非外伤性脑实质内的出血，绝大多数是由高血压病伴发的脑小动脉病变在血压骤升时破裂引起的，称为高血压性脑出血。这是由于血压突然升高，致使脑内微血管破裂而引起的出血。

患者发生脑溢血后，陪护者应施行以下紧急救护措施：

保持镇静，立即使患者平卧。千万不要急着将患者送往医院，以免途中因震荡而加重病情。为使患者气道通畅，可将其头偏向一侧，以防痰液、呕吐物吸入气管。

迅速松开患者衣领和腰带，保持室内空气流通。天热时注意降温，天冷时注意保暖。

如果患者昏迷，发出强烈鼾声，表示其舌根已经下坠，可用手帕包住患者舌头，轻轻向外拉出。可用冷毛巾敷患者头部，因为血管在遇冷时会收缩，可减少出血量。

患者大小便失禁时，应就地处理，不可随意移动患者身体，以防脑出血加重。

在患者病情稳定、送往医院途中，车辆应尽量平稳行驶，减少颠簸震动；同时将患者头部稍稍抬高，使之与地面保持 20 度角，并随时注意患者病情变化。

 ## 急性心肌梗死的症状与紧急救护

凡突然出现下列症状时，应小心急性心肌梗死的发生：

1 痛

出现比以往剧烈而又频繁的心绞痛，或心绞痛发作持续时间超过 15 分钟。

2 惊

心绞痛时伴惊恐不安，特别是在口含硝酸甘油或其他抗心绞痛药物无效时，更觉烦躁不安。

3 汗

心绞痛发作时大汗淋漓，皮肤湿冷。

4 白

心肌梗死发作时同时发生休克，所以面色苍白。

5 吐

心脏发生病变时刺激迷走神经，引起胃肠道不适，导致恶心呕吐。

6 咳

心肌梗死发生后，立即出现呼吸困难、咳嗽，并咳出粉红色泡沫样痰。此时要保证患者安静休息；让患者平卧，稳定情绪，避免激动；密切注意心律、心率、血压的变化；可摸脉搏，注意脉率的快慢和规则与否，如有条件，可测量血压。

急救措施：

1 镇痛

发病时有剧烈心绞痛症状者，应尽量设法止痛，可给患者舌下含服硝酸甘油或口服麝香保心丸、苏合香丸或苏冰滴丸等。如剧痛仍不能缓解，也可肌肉注射哌替啶。

2 吸氧

家中备有氧气袋的，可立刻给患者吸氧气。

3 严禁大便时用力屏气

如果发病时患者想大便，绝对不能让患者用力屏气，否则有突然心跳停止的危险。

4 预防休克

如患者大汗淋漓、脉搏细弱、面色苍白、血压下降，可针刺人中穴、合谷穴和涌泉穴。如有条件，可以静脉滴注低分子右旋糖酐。

总之，急性心肌梗死患者在家里发病时家属应该镇静沉着，切勿惊慌失措，切忌搬动患者，以防病情恶化。一般在患者疼痛好转，血压、心率、心律基本稳定时，可由专人护送到医院进行治疗。

心肺复苏的方法

在呼吸及心脏跳动停止后的4～6分钟，如果能及时恢复患者的心跳、呼吸，患者仍有保住生命的一线希望。但是患者若在这4～6分钟没有接受适当急救，其脑细胞就会因为缺氧而严重受损，以后即使能挽回生命，患者也会因为脑细胞受创而无法恢复意识，成为所谓的植物人。下面是紧急情况下的心肺复苏法：

正确的胸外按摩位置。由患者胸部（靠近施救者的位置）肋骨下缘开始，顺着肋骨边缘往上移动，到肋骨与胸骨交会的心窝处，即为按摩位置。

将中指置于心窝处，食指紧靠中指，置于胸骨上定位。

将另一手的掌根紧靠在已定位的食指旁，使掌根的位置正好处在胸骨的中线上。掌根位置固定后，另一手叠于其上。

将两手的手指互扣或翘起，以免压迫患者肋骨造成骨折。

施救者面向患者，取跪姿，两腿张开，与肩同宽，肩膀在患者胸骨的正上方，双臂伸直，直接下压，将压力推至胸骨上。切记：下压时手肘不可弯曲。

每次下压时，应将胸骨压下4～5厘米，放松时，手不施压力，也不可移动手的位置。连续15次。

进行胸外按摩与人工呼吸：先连续做15次按压，接着做2次人工呼吸。按摩速率每分钟80～100下，人工呼吸每5秒1次。

约1分钟后，即按压与人工呼吸重复4次，检查有无脉搏。无脉搏者继续进行心肺复苏术，有脉搏者则停止心肺复苏术。检查呼吸，有呼吸者，维持其呼吸道畅通并使其保持侧卧姿势，无呼吸者则继续进行人工呼吸。

突发情况自救方法

高血压就像一个不定时炸弹，血压突然飙高，可能带来多种心脑血管疾病。一旦有情况突然发生，家人和患者可以从症状中初步判断，采取相应急救措施，在紧急情况下学会合理的自救方法也很重要。血压如果突然升高，可能引发脑卒中、心肌梗死等严重疾病，这种情况被称为高血压急症。平日护理不当、劳累、饮食不节、生活不规律都有可能是突发高血压急症的诱因。

高血压的治疗目的为最大限度地降低心血管疾病造成的死亡和残疾的风险。治疗高血压，不仅要降压，更重要的是要保护心、脑、肾等靶器官。高血压患者可通过各种方式自测病情，同时有效监督靶器官损害状况。

这些监测方法包括以下几种：第一，血生化检测。高血压患者应每年进行血脂、血糖、肾功能的检测及血、尿常规检查。第二，常规心电图检查。以了解高血压患者有无左室肥厚，是否合并存在心肌缺血或心律失常。第三，胸部 X 线检查。第四，心脏彩色多普勒超声检测。以了解患者有无左室肥厚、左室收缩功能不全。第五，颈动脉超声、双肾 B 超检查。

1 状况一：高血压脑病

症状：头痛、眩晕、烦躁、恶心、呕吐并伴血压突然升高。

急救措施：让患者立即卧床休息，及时服降压药。如果服药和休息后病情无好转，应通知急救中心送医院急救。

2 状况二：急性脑血管病

症状：头痛、呕吐，还出现肢体麻木、瘫痪、意识障碍。

急救措施：马上通知急救中心。同时要让患者立即平卧，将头偏向一侧，防止把呕吐物吸入气道，导致窒息或吸入性肺炎。

3 状况三：急性左心衰竭

症状：心悸气短、口唇发绀，呼吸困难伴咳粉红色泡沫样痰。

急救措施：不能让患者平卧，应迅速让患者采取坐姿，双腿下垂，如家中备有氧气袋，应马上让患者吸氧，并立即通知急救中心。

4 状况四：急性心绞痛或心肌梗死

症状：在劳累或受到精神刺激后，突然发生胸闷，心前区疼痛并放射至左肩或左上肢，面色发白，出冷汗……

急救措施：要让患者安静休息，让其舌下含服一片硝酸甘油、吸入氧气，并马上呼叫急救中心。

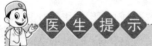

医 生 提 示

　　因高血压患者平时服用的都是长效降压药，顾名思义，长效降压药起效比较慢，但控制血压的时间比较长。因此，它并不适用于突发高血压的急救，短效的降压药才是急救药。为安全起见，高血压患者家里一定要根据医生建议备好短效降压药。

家中必备品

　　高血压患者需要在家中常备一些什么物品呢？一般来说，需要的仪器是血压计，需要的药物是速效救心丸、硝酸甘油，在心绞痛时舌下含化急救用。硝苯地平，出现高血压时，舌下含化，降压快。其余的需要在医院应用，下面做详细说明。

1 血压计

家里尽量备一台血压计。如果高血压患者能拥有一台血压计，自己在家监测，这对于管理血压无疑是非常有效的。
此外，这台血压计也能帮助家里其他成员甚
至亲戚朋友提早筛查出高血压。

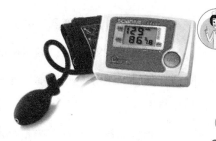

常见的血压计有水银柱式血压计、气压
表式血压计和电子血压计三种。虽然医生都
使用水银柱式血压计来测量血压，但水银血压计单人难以操作，且需要长期
训练才能准确测量。所以，建议在家自测血压者购买一台质量可靠的电子血
压计。

（1）看认证资质

中国尚未有血压计的临床准确性检测标准。所以，预算充足的话，应选
择标注了通过欧美认证的 ESH、AAMI 或 BHS 字样的血压计。

（2）看袖带规格

血压计的袖带规格不同，应根据自己的手臂/手腕粗细进行选择，购买时
请详询医师或药师。而且儿童血压计、成人血压计、老年人血压计都是有区
别的。

（3）有校准服务

电子血压计需要每年校准一次，厂商必须提供校准服务，否则不值得
购买。

我们常见的电子血压计有腕式和上臂式。那么，哪种血压计更好？

①手腕式血压计：小巧轻便，容易携带，随时随地可以测量。

②上臂式血压计：能正确测量动脉血压，须脱去上衣进行测量，但机型
大且携带不便，能使用稳压电源。上臂式血压计，测量更为准确，因为上臂
离我们的心脏比手腕近，而且误差不会太大。但是，考虑到手腕式血压计测
量时若体位不准确，没有平心脏水平的话，误差会增大，所以，建议高血压
病患者使用上臂式血压计。

电子血压计的正确测量方法：

①测量前做好准备：测量前30分钟不要进行剧烈运动，还要避免吸烟及喝酒、咖啡、茶等，并提前上个厕所，找一个有靠背的椅子或沙发，坐着平静休息5分钟。

②测量动作要规范：测量的时候，手臂要放松，放在与心脏齐高的桌面上，背靠椅子或沙发靠垫，双腿放松，平静测量。手臂的位置不对、手臂用力等均会使测量结果出现较大误差。

两只胳膊的血压常常有小幅差异，但只要在20毫米汞柱内都算正常，如果差异过大，则应咨询医生。

③测完血压记数据：测完后，应该立即用本子记录下血压和脉搏，并且记录测量日期、时间、左臂还是右臂、有无服药以及服药剂量，便于就诊时使用。

人一天之中的血压并不固定，也是有昼夜起伏，我们的正常血压也是处于一个范围的，而非一个固定值。所以，每日固定同一时间，使用同一血压计，以同一体位测量，才能提高测量的正确性。

② 短效降压药

短效降压药是救命药，高血压患者家中要常备。如果高血压患者在短时间内血压急剧升高，可能需要临时使用短效降压药，像尼群地平、心痛定（硝苯地平）、美托洛尔、卡托普利（开博通）等这类药，通常服用后半小时到一小时即起效，能迅速降低血压，在一定程度上预防心脑血管事件的发生。所以，为安全起见，高血压患者家里一定要常备短效降压药。

在日常的生活中，应该选择长效降压药，如氨氯地平（络活喜）。它的优点是，每日清晨服一次可使血压在24小时内保持稳定，从而减少心脑血管病的发生。长效药物副作用小，患者依从性好，服用方便，有利于患者坚持正规化和长期性治疗。对高血压病的治疗，必须因人因病而异，采用个体化的治疗方法；该选用何种长效降压药，必须听从医生的指导，而不要自己随意更换。

三分钟 高血压 健康疗法

3 氧气瓶

有必要或有条件的高血压患者家中，可以选择购买家用氧气瓶以备不时之需。氧气瓶可用于因缺氧引起的呼吸系统疾病（如哮喘、支气管炎、肺心病等）、心脏及脑血管系统疾病（如冠心病、心肌梗死、脑溢血、脑梗死）的辅助治疗，以缓解其缺氧症状；也可用于保健吸氧或紧张脑力劳动及体力劳动后疲劳的快速解除。

4 电子秤

电子秤最好选择数字显示重量的，坚持每日称一称。可以把电子秤放在浴室，每日洗澡前称一下，如果发现数字增加了，接下来的几天就要提醒自己一定要少吃点，多运动，直到恢复正常。电子秤能让你随时对体重保持警惕，只要一升高就及时管住嘴、迈开腿。

5 皮尺

每周量一次腰围。研究表明，腰围超过 90 厘米的男性和超过 80 厘米的女性，患高血压、糖尿病等慢性疾病风险会增加。另外，苹果形身材对健康的影响更大。